RAPHAEL MONAR LALUNA

W0278762

Super! Ich bin depressiv und auch noch aufgewacht!

Warum Sinnlosigkeit/Einsamkeit kurz vor und nach dem Erwachen erscheinen.

Nondualer Frühjahrsputz

Copyright © 2013 Raphael Monar Laluna

Alle Rechte vorbehalten.

ISBN: 978-1483906737

Willkommen im Albtraum

Danke! Danke, dass ich mit dir diesen Albtraum teilen darf. Danke für das, was du bist und dass dieses den Mut hat, sich einer Veränderung zu stellen. Ja, danke dafür, dass das Leben so unendlich wunderbarer ist als das, was die dunkelsten Nächte uns weismachen wollen.

Du bist ein mutiger Mensch. Du hast dieses Büchlein genommen, trotz seines provokanten Titels und willst dich neuen Herausforderungen stellen. Du spürst, dass die Ernsthaftigkeit deines Leidens oder die Suche nach Befreiung infrage gestellt werden könnten. Du spürst, dass das Leben anklopft und versucht, dich anzuschubsen.

Doch nein, du bist nicht auf Widerstand gestoßen. Ja, du hast es gewagt! Obwohl du vielleicht deine Depressionen und die andauernde, anstrengende Suche nach Glückseligkeit verlieren könntest. Es gibt wirklich nicht viele Menschen wie dich. Es gibt viele Menschen, die resignieren. Sie haben sich der unveränderlichen Illusion hingegeben. Doch du willst einen neuen Weg gehen. Auch wenn es einfach passiert ist und du letztendlich keine Wahl hattest.

Es ist einfach Zeit, sich dem Leben zu stellen.

Es ist an der Zeit, die Nachtfahrt der Seele zu beenden und vorsichtig, unschuldig, zaghaft sich dem Licht zuzuwenden. Das Licht, das immer auf dich schien, liebevoll, geduldig und voll vibrierenden Lebens. Das Licht, das du selbst bist; doch hast du dir den Spaß gemacht, es zu vergessen. Der Spaß wurde blutiger Ernst und das ewige Leiden begann.

Es ist die Zeit gekommen. Das Licht will sich wieder erinnern. Anscheinend reicht es dem Leben. Anscheinend hast du ein neues Ticket gelöst. Lass mich dich ein Stück begleiten. Lass mich dich in Freundschaft festhalten, denn die Welt um uns herum wankt und ist unsicher geworden.

Verzeih mir, dass ich dein Leiden nicht so ernst nehmen werde, wie du es gewohnt bist. Ich weiß, dass du ganz tief in dir dich dafür liebst, so zu sein, wie du bist.

Und du? Du weißt es auch. Diese Ahnung klopft manchmal an und nun klopft es wieder. Die Tür wird nun aufgemacht.

Du stehst vor einem unendlichen Abgrund.

Doch du bist nicht alleine.

Gefangen im Albtraum

Wahrscheinlich hast du schon viel getan, um das Leiden zu beenden. Viele Therapien, Drogen, Selbstmordversuche oder das Abhängen vor dem Fernseher. Viele Selbsthilfebücher, Meditationen und Erfahrungen mit Satsang-Lehrern.

Aber es hat den Schmerz nicht lindern, das Loch nicht füllen können, das sagt: Du bist nichts, unzulänglich, nicht gut genug für das Leben.

Die Stimme, die sagt, du bist anders als andere und irgendwie stimmt was mit der Welt nicht – und mit den anderen Menschen sowieso und natürlich auch mit dir nicht. Sie sagt, du bist ein Sonderling und gehörst eigentlich auf einen anderen Planeten. Die Stimme, die dir zuflüstert, um Glück zu finden, musst du anders sein, muss alles anders sein.

Andere Menschen raten dir, eine Therapie zu machen oder Antidepressiva zu schlucken oder in eine psychosomatische Klinik zu gehen oder einfach mal ein paar krasse Drogen auszuprobieren; ist doch alles halb so schlimm, Baby! Vielleicht werden dir auch die unglaublichsten Meditationen empfohlen, oder als Geheimtipp ein Lehrer, bei dem es echt „klick“ macht.

Alles so tolle Ratschläge von Menschen, die auch diese Stimme in sich haben. Sie haben nur gelernt, sie in sich zuzuschütten, zuzudeckeln, bis sie tot ist, bis sie selber tot sind. Nun wollen sie, dass du auch tot bist, damit sie nicht mehr an ihren eigenen Schmerz erinnert werden.

Halt, höre nicht auf sie! Du bist gesund, du spürst noch etwas. Das, was du spürst, tut weh, ist schmerzhaft, erschreckend, die Hölle auf Erden, auch wenn dir andere eintrichtern wollen, dass das nicht gesund sei, sondern es gesund sei, sein Leben vor dem Fernseher zu leben, in seiner kleinen Wohnung vor sich hinzuvegetieren und jeden Tag zur Arbeit zu gehen und ab und zu mal einen Rausch zu haben und nichts mehr zu fühlen. Vielleicht sagen sie, dass du nichts mehr bewerten sollst. Positives Denken bzw. alles ist schon vollkommen. Lauf doch einfach mit einem Lächeln durch die Nacht …

Höre nicht auf sie! Das Leben will noch nicht sterben, daher darfst du noch etwas spüren, auch wenn du nicht gelernt hast, damit umzugehen. Du bist eigentlich ein glücklicher Mensch, weil du leiden darfst und weil du noch nicht so tot bist, dass du alles in dir abgeschnürt hast. Deine Schmerzen und dein Unglück zeigen, dass du noch die Sehnsucht in dir hast, nach Hause zu kommen.

Das Einzige, was dir fehlt, ist jemand, der dir sagt, dass alles mit dir in Ordnung ist. Du bist näher am Leben dran als so manch anderer. Du hast nur nicht gelernt, damit umzugehen: wo auch? Es gibt keine Schule dafür, kein Diplom, alles nur eine vage Ahnung, die sich gegenseitig zugeflüstert wird, wenn man das Glück hat, noch nicht eingeliefert worden zu sein.

Ich will dir in diesem Buch aufzeigen, dass gerade dein Leid dein Tor zum Paradies ist. Nur im Leiden gibt es die Sehnsucht nach Veränderung. Dann besteht die Möglichkeit, dass dich die Worte erreichen und ein Wunder geschehen kann; dass du wieder das Kind wirst, das du nie verlassen hast. Das Kind, das sich an die Einheit erinnert, an zu Hause, an das Paradies. Das Kind, das staunend einem Blatt im Wind zuschaute. Das Kind, das vor Glück aufjauchzte und sich in einen Fluss stürzte. Das Kind, das ein Märchen hörte und sich ängstlich an die Mama kuschelte. Das Kind, das die Arme ausbreitete, den Wind spürte und alles andere vergaß.

All das ist noch in dir und will das Leben wieder umarmen. Sich endlich wieder vertrauensvoll hingeben und wissen, dass alles gut ist und nie anders sein wird.

Ich danke dir für dein Vertrauen! Für das, was du bist. Für das, was so mutig ist, das zu sein, was du selber so sehr ablehnst.

Das 1 x 1 des Überlebens

Lass uns mal anschauen, warum du so bist, wie du bist.

Warum machst du dir selbst das Leben so schwer? Solltest nicht du für dich sorgen, dich pflegen und dich liebevoll behandeln? Bist nicht du derjenige, der dir am nächsten ist? Welche Macht hat sich da über deine Liebe gelegt? Und warum glaubst du ihr? Und warum folgst du ihr?

Es ist doch eigentlich so, dass dein Körper, jeder Körper, mit aller Macht leben will. Das ist die stärkste Kraft im Universum: Leben! Überleben! Wenn du das Leben nur deinem Körper überlassen würdest, seinen Instinkten, würde er schon einen Weg finden, sich dem Leben wieder anzunähern. Am besten sieht man das, wenn der Körper in eine lebensgefährliche Situation kommt, wo es nur noch darum geht, zu reagieren. Der Körper will überleben und er macht alles dafür, damit das geschieht. Er nimmt die größten Schmerzen in Kauf, bringt sogar andere Körper um, wenn er selber bedroht wird. Er wächst über sich hinaus, wenn es um das Überleben geht und entwickelt Superkräfte.

Doch dann kamst du und hast dich eingemischt. Die Superkräfte wurden ein warmer, lauer Wind. Du kamst und hast diese starke und unbändige Kraft des Lebens in Ketten gelegt.

Diese Kraft wurde in die dunkelste Ecke verbannt, um einer anderen Kraft Raum zu geben. Einer Kraft, die unglaublich mächtiger ist und alles andere in den Schatten stellt. Eine Kraft, die noch mehr Einfluss hat auf dein Leben, als die Sehnsucht zu überleben: der größte Gott auf Erden, das Einzige, was dein Leben bestimmt!

Etwas, was sogar dich dazu bringen könnte, dich selber umzubringen oder sogar anderen das Leben zu nehmen. Etwas, was dich so unglücklich macht, dass du nur noch einen Ausweg siehst und es trotzdem niemals opfern würdest. Danach richtest du dein Leben aus, sogar deinen Tod richtest du danach aus, das ganze Leben, die Welt, die Freunde, die Liebe, die Depression, deine Zukunft und deine Vergangenheit. Sogar der Überlebenswille des Körpers wird meilenweit in den Schatten gestellt und ausgeknockt. Das heißt, du bist dann also genau da, wo du dich jetzt gerade befindest. Es geht nicht mehr darum, dass dein Körper überlebt. Es wird dir suggeriert, dass es etwas gibt, das viel mächtiger ist und die einzig wahre Macht auf Erden sei:

Die Macht des Recht-haben-Wollens.

Wenn man kritisiert oder infrage gestellt wird, wird gekämpft bis aufs Blut, wird alles getan, um recht zu haben; denn nur, wenn du weiterhin recht hast, wirst du existieren. Recht haben ist die scheinbar größte Kraft im Universum, sogar vermeintlich heilige Menschen wenden immer noch Energie auf, um andere zu überzeugen, dass sie selbst recht haben. Denn wenn man nicht recht hat, fällt alles in sich zusammen. Jede Idee über die eigene Persönlichkeit, alles, wofür man gelebt hat, jede Vision in Bezug auf ein zukünftiges Paradies oder Glück würde einem genommen werden. Daher reißen religiöse Menschen sich und andere in den Tod, starten Selbstmordkommandos, gibt es Kriege, in denen man sich gegenseitig abschlachtet oder Unzählige von Selbstmördern, die in ihrem Leid einfach recht haben wollen. Wenn sie nicht mit ihren Überzeugungen, mit ihrer Identität, die sie jahrelang aufgebaut haben, um sich in dieser Welt zurechtzufinden, recht hätten, würde ihnen alles genommen werden, wofür sie bis dahin gelebt haben. Jede Depression, jedes Leid, jede Suche und nicht zuletzt das eigene Selbstbild würden sich einfach auflösen.

Dein Selbstbild ist deine Identität. Es gehört zu dir. Darüber kannst du dich beklagen, dich bemitleiden, darum kreist dein Leben, jeder Gedanke und jedes Gefühl. Das ist dein Mittelpunkt, dein Gerüst, an dem du dich festhältst.

Jeder Mensch hat ein Selbstbildnis und jeder Mensch verteidigt dieses. Es werden vielleicht ein paar unangenehme Gefühle oder Gedanken über dieses Selbstbildnis infrage gestellt, aber niemals das ganze Bild an sich. Dein Selbstbild flüstert: „Ich verspreche dir, wenn ich nur etwas anders wäre, als ich bin, wirst du unendlich geliebt werden!"

Tja, wer will dieses Versprechen schon infrage stellen?

Was würde passieren, wenn du nicht Recht hättest? Wenn dadurch dieses Selbstbild in sich total zusammenfallen würde? Dann würde ja nichts bleiben, nichts Bekanntes mehr. Und mal ehrlich, Hand aufs Herz, wer will das schon?

Lass uns den Tatsachen in die Augen schauen. Du willst nicht den Fall in das Unbekannte, du willst ein unglückliches Leben. Ein Leben voller Leid und Trostlosigkeit. Ein Leben voller Jammern, Selbstkasteiung, Suche und Hoffnung auf die Zukunft. Das gibt dir Sicherheit und das Gefühl, dass du jemand bist, der am Leben ist. Auch wenn es ein beschissenes Leben ist. Nach dem Fall würde nichts übrig bleiben als Leere und nichts mehr, worüber du dich definieren könntest. Es gäbe kein Gerüst oder Selbstbild mehr. Daher wirst du mit allen Mitteln versuchen alles, was hier in diesem Buch steht, zu analysieren, in die Waagschale zu werfen, für richtig oder falsch zu befinden und dich daran zu ergötzen, ob es in dein Selbstbild hineinpasst, um recht zu haben. Du kannst nur überleben, wenn du dich nicht infrage stellst, auch wenn das bedeutet, dass du noch für Jahre die härtesten Depressionen erleben musst und dich dann umbringst – aber du hattest zumindest Recht! Du hattest recht damit, ein Jemand zu sein, der depressiv ist.

Von daher kann man sich ausmalen, wie schwer es dir hier fallen wird, diesen Filter mal wegzulassen. Nicht, damit dieses Buch recht hat, sondern, damit du einfach mal dein Rechthaben zur Seite schiebst, um zu testen, was passieren würde, wenn du eventuell nicht recht hättest? Mit all deinen Leiden, mit deinen Vorstellungen, Gedanken und Konzepten? Was würde dann noch übrig bleiben?

Oh Gott, du versuchst dir das doch nicht vorzustellen? Was dann noch übrig bleiben würde? Versuch ja nicht, dir das vorzustellen. Wenn dir dein ganzes Recht-haben-Wollen und damit auch dein ganzes Wissen genommen werden würde, wärst du etwas, was über jede Vorstellung hinausgeht. Etwas so Unbegreifliches, dass alleine der Versuch der Vorstellung davon, dich sofort in die Irre führt. Das, was du glaubst zu sein, würde in die Unendlichkeit fallen. Es gäbe nichts, was dann noch bekannt wäre, nichts, woran du dich festhalten könntest. Nackte Angst bliebe übrig, wenn du dir das vorstellen müsstest. Daher bleibst du lieber in dem, was dir bekannt vorkommt; was du fassen kannst. Etwas, was dir Sicherheit gibt. Auch wenn es dich umbringen wird. Lieber dieser Tod als der Fall in das Nichts. Doch ich bitte dich, gehe einen kleinen Schritt in das Unbekannte. Riskiere etwas! Lass das Rechthaben beiseite und damit auch dein Wissen.

Selbstmord begehen kannst du ja immer noch; oder den Rest deines Lebens leiden, nur um dir zu beweisen, dass du Recht hattest.

Die Geschichte über die Wolke Schwerelos

Es war einmal eine kleine Wolke. Die schwebte vergnügt mal hier- und mal dorthin. Sie hatte viele Freunde und es ging ihr einfach so richtig gut. Eines Tages nahm sie einen Berg in ihrer Nähe wahr, sie war neugierig, was auf der anderen Seite wohl sein mochte. Viele andere Wolken schwebten leicht über den Berg hinweg.

Da muss es toll sein, da muss es viel schöner sein als hier. Sie gab alles, sie versuchte alles. Je mehr sie sich anstrengte, umso schwieriger war es, leicht zu werden und über den Berg zu fliegen. Sie wurde immer trauriger und immer schwerer. Richtige Tränensäcke hatte sie bekommen.

Andere Wolkenfreunde flüsterten ihr zu, dass sie loslassen solle: Alles Schwere und jede Träne. Dann würde sie leicht sein und über den Berg fliegen können. Doch die Wolke Schwerelos glaubte ihnen nicht. Sie schrie den Wolken zu, dass diese Tränen alles seien, was sie habe und warum sie denn niemand verstehe! Und so kämpfte sie immer weiter und strengte sich immer weiter an, leicht zu werden.

Die kleine Wolke Schwerelos wurde eine große, dunkle, bedrohliche Wolke, die an dem Berg festhing und sich nur noch beklagte. Sie hasste alle anderen Wolken, die über sie hinwegzogen. Niemand wollte mehr in ihrer Nähe sein.

Ende der Geschichte

oder lieber so:

Als ihre Trauer am tiefsten war und sie nichts mehr zu verlieren hatte, gab die Wolke auf. Sie ließ alle Rechthaberei über die Bedeutung ihrer Tränen, alles Wissen und ihre ganzen Pläne, die sie sich ausgedacht hatte, um leichter zu werden, los. Dies alles entlud sich in einem großen Gewitterregen.

Je mehr sie ihre Tränen losließ, umso leichter wurde sie. Kein Wissen hatte ihr geholfen, kein Rechthaben über die vermeintliche Richtigkeit ihrer Pläne. Nur das

Loslassen von allem, was sie war und woran sie festhielt.

Sie schwebte immer höher und flog über den Berg.

Ende der Geschichte.

Vielleicht denkst du, dass du eher ein Mensch bist, der sich wenig streitet; daher ist dein Recht-haben-Wollen nicht so groß. Doch leider, leider ist das Recht-haben-Wollen auch sehr subtil. Darüber recht haben zu wollen, wer du glaubst, zu sein. Welches deine Stärken und Schwächen, deine Vorlieben und Abneigungen sind. Wie deine Persönlichkeit strukturiert ist: Du bist einfach schüchtern und gehst nicht auf andere Leute zu. Spinat findest du eklig. Du wirst nie einen Partner finden. Du bist schrecklich. Doch du hast ein Herz für Tiere und mit Pflanzen kommunizierst du prima. Groß ist das Gegenteil von klein. Du hast ein Ich. Du bist von der Welt getrennt. Du bist jemand. Du musst einmal am Tag eine Tablette nehmen, sonst geht es dir schlecht. Dein Partner liebt dich sowieso nicht.

Natürlich hast du mit alledem recht und natürlich hast du auch damit recht, dass du keine Wahl hast, anders zu sein. Du hast natürlich recht damit, ein Opfer der Umstände zu sein. Du hast recht damit, dass du dich nicht liebst, weil du nicht liebenswert bist!

Du siehst, das Rechthaben läuft auf sehr vielen Ebenen ab, sogar auf den Ebenen, auf denen sich viele Menschen sehr ähnlich zu sein scheinen; wo Menschen, die ja auch recht haben wollen, sogar mit dir übereinstimmen. Übereinstimmungen, die so tief gehen, dass es ja auf jeden Fall stimmen muss, wenn so viele Menschen das Gleiche denken wie zum Beispiel: „Ja, ich bin ein Mensch und ich bin vom Leben getrennt!" Doch natürlich liegt das daran, dass sie alle auch das Gleiche beschützen wollen: die Suche nach Liebe! Jeder hält an seinem Weg fest. Je mehr Menschen das Gleiche beschützen wollen, umso mehr erscheint es auch als eine unumstößliche Wahrheit!

Niemand will sich mit dem Kollektiv Menschheit anlegen. Niemand will ins Abseits geraten und ausgestoßen werden. Warum sollte man diese grundlegenden Dinge denn hinterfragen? Nur, weil es einem etwas schlechter geht als anderen Menschen? Nein, nein, dann lieber daran glauben, dass jeder Mensch getrennt ist. Dass es keine Liebe auf dieser Welt gibt. Nur mit dem Traumpartner natürlich, da geht schon etwas. Doch leider finden komischerweise nur Leute in Trickfilmen ihren Prinzen oder ihre Prinzessin.

Sonnenschein

„Boah, ist das hell hier", sagte die Sonne.

Und schwupps setzte sie eine fette Sonnenbrille auf. Die hatte ihr mal ein vorbeifliegendes schwarzes Loch überlassen. Es brauchte die Brille nicht, war ja eh schon alles dunkel genug. „Danke", sagte die Sonne und strahlte. Nun ja, irgendwie hat sie sich die Brille aufgesetzt. Und das Licht war auch angenehmer. Es stach nicht mehr so in den Augen.

Jahre vergingen, Planeten starben und wurden neu geboren. Die coole Sonne mit der Sonnenbrille sprach sich im ganzen Universum herum. Mann, war die cool! Es tauchten immer mehr Nachahmer auf, bis das ganze Universum nur noch von Planeten und Sonnen bevölkert war, die die geilsten und coolsten Sonnenbrillen trugen.

Billionen von Jahren vergingen und alle vergaßen, dass es überhaupt Sonnenbrillen gab. Die Sonnenbrillen waren ein Teil der Planeten und Sonnen geworden.

Wie Berge oder Flüsse. Doch wie es immer so geschah: eines Tages war es unserer Sonne zu dunkel. Irgendwie war das Licht immer gedämpft und die Farben stumpf. Sie erinnerte sich an das Licht von früher, das so hell und lebendig war.

Nun versuchte sie mehr zu strahlen, noch mehr Licht zu erzeugen. Doch so sehr sie sich auch anstrengte, es blieb dunkel.

Das Rechthaben muss geopfert werden. Die Brille muss abgenommen werden!

Das Einzige, das du nicht opfern willst, das Einzige, das dir einflüstert, dass es wert sei, behalten zu werden. Doch ohne das Rechthaben wird sich das Wunder zeigen - das Wunder des Lebens. Es umgibt dich, jetzt und hier! Das ist so unmittelbar, so nah, dass du dich dem nicht entziehen kannst. Doch da es durch das gefiltert wird, was du über das Leben, über dich zu wissen glaubst, kannst du es nicht sehen. Wahrscheinlich hast du natürlich recht damit, aber wohin hat dich das geführt?

Was würde sich offenbaren, wenn du nicht recht hättest? Dein Selbstbild nicht verteidigtest? Was würde passieren, wenn du nicht mehr die ganze Zeit damit beschäftigt wärst, alles in diesen Filter reinzupressen und passend zu machen? Wenn wirklich etwas in deinem Leben passieren soll, lass es für die Dauer des Lesens hier einfach mal beiseite. Dein Selbstbild kämpft doch eh schon ums Überleben! Lass es wackeln und wir schauen dann, was übrig bleibt. Vielleicht ist das etwas, dem deine ganze Sehnsucht gilt: deiner wahren Heimat.

Übrigens musst du noch nicht einmal wissen, wie das geht. Ich weiß es auch nicht. Ich weiß nur, dass es passiert, wenn du dich dazu entschließt, alles Wissen, alles Rechthaben sein zu lassen und einfach nicht darauf zu hören. Dein Selbstbild kann nicht das Rechthaben loslassen, denn es besteht ja nur aus ihm. Doch spreche ich mit dem, das auch dein Selbstbildnis sieht! Es kennt den Sprung! Und es liebt den Sprung! Du musst einfach springen. Ohne zu wissen, wo du landen wirst. Ohne zu wissen, wie das geht und wer du eigentlich wirklich bist.

Die Sonnenbrille des Rechthabens wird wieder abgenommen. Die Sonne kann wieder hell strahlen, ohne dass sie sich anstrengen muss. Sie hat schon immer hell gestrahlt und nie etwas anderes getan.

Also, damit wir wirklich in der Frage weiterkommen, sage jetzt laut oder auch leise:

Ich lasse alles los. Obwohl ich überhaupt nicht weiß wie das geht! Jede Vorstellung von mir und dem Leben. Jedes Recht-haben-Wollen über mich und das Leben. Ich lasse alles los!

Bitte lese nur weiter, wenn du auch diese Sätze gesagt hast. Und dann fühle einfach, auch wenn sich nichts verändert hat. Das Wunder hat sich schon offenbart, unmerklich.

Hast du es gesagt?

Du lässt also das Rechthaben sterben!

Super, dann hast du nichts mehr zu verlieren. Du bist bereit, sogar noch Schlimmeres in Kauf zu nehmen als die Hölle, die du schon erlebst. Vielleicht sogar das Allerschlimmste: „Du bist nicht mehr derjenige, der du zu sein glaubtest." Das ist die richtige Einstellung, da kann eigentlich nichts mehr schiefgehen. Nun kann gestorben werden! Natürlich meine ich nicht deinen körperlichen Tod, sondern den Tod deiner Überzeugungen und Glaubenssätze. Den Tod dessen, der glaubt, lebendig zu sein; der Tod deines Ichs, das dir bis jetzt nicht so viel Gutes getan hat und dich sogar so weit gebracht hat, dass du es hasst und am liebsten für immer vernichten würdest.

Dem Rechthaben gehen immer deine Vorstellungen, wie eine Situation zu sein hat, voraus. Vorstellungen, wie dein Leben auszusehen hat, wie Glück aussieht oder die Liebe. Vorstellungen davon, was du magst oder auch nicht; wie dein Traumpartner sein sollte oder eine Welt voller Frieden. Oder auch nur kleine Vorstellungen davon, wie zum Beispiel ein aufgeräumtes Zimmer aussehen sollte oder eine ordentliche Frisur. Es gibt mehr Vorstellungen deinerseits zum Leben, als du dir vorstellen kannst. Alles wurde eingepackt, wirklich alles. Diese Vorstellungen werden durch das Rechthaben verteidigt. Sie haben erst durch das Rechthaben eine Existenzberechtigung. Nur so können sie sein. Du hast Vorstellungen davon, wie dein Leben auszusehen hat und wie es gelebt werden sollte.

Was würde passieren, wenn dir das Leben nicht beweisen müsste, dass deine Vorstellungen richtig sind, sondern dir das Leben zeigt, dass keine einzige Vorstellung über das Leben richtig ist? Dass jede Vorstellung dich unmittelbar vom Leben trennt, das sich direkt neben deinem Ohr entfaltet und dich die ganze Zeit anschreit, du aber nichts hörst, weil du einfach andere Vorstellungen hast?

Was würde passieren, wenn das Leben wieder das sein dürfte, was es schon immer war und ist? Etwas Unvorstellbares, Ungreifbares und Unglaubliches, das jeden Moment hier anwesend ist.

Danke übrigens, dass du dein Recht-haben-Wollen vor die Tür stellst. Damit stellst du auch automatisch jede Vorstellung dazu, die du über dich und das Leben hast. Dein Selbstbild klopft verzweifelt an die Tür. Lass es noch ein bisschen draußen schmoren. Mach es dir in deinem Sessel bequem und schau einfach, was passiert.

Sobald Gedanken auftauchen wie: „Aber so ist das nicht“ oder

„Das ist doch ganz anders“, dann erkenne das Recht-haben-Wollen und jede fertige Vorstellung davon und lass es wieder sterben. Es muss sehr oft gestorben werden, bevor es an Macht verliert. Denn ganz wichtig: Du musst hier überhaupt nichts verstehen! Denn wenn du versuchst, etwas zu verstehen, versuchst du nur wieder, das Wunder des Lebens einzuordnen, um dann wieder recht zu haben. Dann bist du wieder mit Rechthaben beschäftigt, um dein Selbstbildnis zu füttern. Daher entspanne dich. Öffne dich einfach dem Raum des Unbekannten.

Als Kind musstest du auch nichts verstehen, um dich lebendig zu fühlen. Du musstest nicht verstehen, wie du das Verstehen loslassen kannst. Du musstest nicht verstehen, wie Thermik entsteht, um einem Vogel beim Fliegen zuschauen zu können. Nichts davon war notwendig, um im Fluss des Lebens zu sein. Was hat dich von diesem Wunder getrennt?

Da muss es doch jemanden gegeben haben, der dich auf den nüchternen Boden geholt hat. Jemanden, der dich aus dem wilden Zaubergarten entführt hatte, der voller Blumenduft und Regenbogen war, um dich in graue, strukturierte Ordnung zu holen.

Lass uns zusammen schauen, wer dieser Jemand war und warum ihm geglaubt wurde.

Der Anfang vom Ärger

Wie du ja gesehen hast, ist die zweitgrößte Kraft, um im Leben zu überleben, den Körper zu beschützen. Das fing damit an, dass du als kleines Kind hingefallen bist und es tat weh. Es tat sehr, sehr weh. Doch bist du wieder aufgestanden und weitergelaufen, bis du dann wieder hingefallen bist und es wieder verflucht weh tat. Das Leben bestand aus Freud und Leid und immer wieder Schmerzen. Ein winziger Impuls tauchte auf: Schmerzen bedrohen das Überleben! Wenn nichts verletzt wird, kann auch nichts sterben!

Aber was passierte mit den Gefühlen? Da es als Kind noch keine gedankliche Trennung zwischen Körper und Gefühlen gab, waren die Gefühle einfach mit im Boot. Na klar, wenn es auf körperlicher Ebene funktioniert, dann muss es auch auf der Gefühlsebene funktionieren. Also, wenn keine schmerzhaften oder leidvollen Gefühle mehr da sein werden und nie mehr entstehen, wirst du unendlich leben.

Nun geschah das Absurdeste, das man sich nur vorstellen kann: Auf der körperlichen Ebene und auf der seelischen Gefühlsebene wurde versucht, Schmerzen zu vermeiden. Das passierte einfach. Der Körper lebte seinen natürlichen Überlebensinstinkt aus. Das ist kein Problem und einfach der normale Lauf der Dinge. Doch leider, leider kam die erste Kraft hinzu. Wieder mal das Rechthaben. Das setzte sich auf diese Überlebensstrategie und verknüpfte damit nun die unmöglichsten Sachen.

Auf einmal konntest du dich vor Schmerzen dadurch schützen, dass du einfach nichts mehr riskiertest. Du wagtest nichts mehr, du fingst an, unter einer Glasglocke zu leben. Sicher. Absolut sicher. Schmerzen wurden immer mehr zum Feind. Da du ihnen immer seltener begegnetest, konntest du auch nicht mehr mit ihnen umgehen. Sie wurden die Monster und Ungeheuer im Leben und alles wurde versucht, um ihnen zu entgehen. Wenn du nun hinfielst, tat es immer noch weh, aber nun hattest du Angst vor dem nächsten Hinfallen und du gingst vorsichtiger. Nur noch einen Schritt vor dem anderen. Auf keinen Fall wolltest du unbekannten Boden betreten. Wer weiß, was da alles passieren konnte?

Das alles war keine bewusste Entscheidung, nein, es passierte einfach. Und hoppla, schwupps warst du erwachsen. Du warst vorsichtig geworden, dir passierte auch nicht mehr so viel, das Leben war kein Abenteuer mehr. Alles verlief in seinen gewohnten, sicheren Bahnen. Schmerzen zeigten sich kaum noch, nur wenn das Leben es unbedingt einforderte. Manchmal begegneten dir Schicksalsschläge. Etwas Schreckliches passierte, ein geliebter Mensch starb, du wurdest krank, hattest einen Unfall, hast dein ganzes Geld verloren, wurdest depressiv. Und immer nur dir passierte so was. Du glaubtest, du wärst der Einzige auf der Welt, dem alles Unglück widerfuhr. Diese Annahme hat dich dazu verleitet, das Leben zu vermeiden, um den Schmerzen nicht mehr begegnen zu müssen. Dein Leben plätscherte vor sich hin, unterbrochen von ein paar heftigen Schicksalsschlägen.

Die sollten dir aber auch nie wieder passieren und darum musstest du noch vorsichtiger werden, vielleicht sogar nie wieder einen Menschen lieben oder ihm zu nahe kommen, dann würdest du auch keine Schmerzen mehr haben. Sei vorsichtig, lieber zu vorsichtig. Doch was erkaufst du dir dadurch? Ein schmerzfreies Leben, das tot ist, obwohl du doch eigentlich damit den Tod vermeiden wolltest.

Nun bist du lebendig begraben, du vermeidest das Leben, um nicht zu sterben - doch du bist schon längst tot. Deine Angst vor dem Tod hat sich zu einer noch größeren Angst vor dem Leben gewandelt. Kein Risiko, keine spontanen Gefühle, keine wirklichen Beziehungen und du empfindest nur noch Leere und Einsamkeit, wenn überhaupt. Doch lieber das, als sich wieder den Schmerzen zu öffnen. Je mehr du als Kind anfingst, Schmerzen zu vermeiden, umso mehr trenntest du dich von der Welt. Sie wurde gefährlich, andere Menschen wurden gefährlich, Gefühle wurden gefährlich, einfach alles. Sogar der Wunsch nach Himbeereis wurde gefährlich, denn das würde ja bedeuten, dass du Wünsche hast und es eine Sehnsucht in dir gibt - und das tut weh! Schmerzen! Nein, das soll alles nicht mehr sein.

In der Hoffnung, länger leben zu können, versuchte das Leben Schmerzhaftes/Unangenehmes zu vermeiden. So entwickelte sich immer mehr die Abneigung gegen den Schmerz und somit gegen das Leiden an sich.

Nun ist es passiert: Du hast leichte Depressionen oder auch schwere. Es überkommt dich eine Traurigkeit oder eine Ahnung davon, dass du falsch im Leben bist. Auf einmal, ohne Grund, entstehen in dir Gefühle, die du nicht einordnen kannst und die du dein ganzes bisheriges Leben lang versucht hast, nicht zu leben.

Doch irgendwie hat sich das Leben nun entschieden, dass dieses da ist. Wahrscheinlich bist du ein sehr sensibler Mensch oder sensibler, als du jemals gedacht hattest. Du hattest ein einigermaßen zufriedenes Leben. Doch plötzlich oder auch langsam und leise tauchten Gefühle auf, die du nicht haben wolltest. Niemand hat dir beigebracht, damit umzugehen. Alle anderen Menschen versuchen, diese Gefühle oder Gedanken ganz weit von sich zu weisen.

Dir ist es nun passiert. Dein Weltbild ist zusammengebrochen. Dein Selbstbild, mit dem du recht sicher durch die Welt gelaufen bist, hat einen Knacks bekommen. Etwas völlig Fremdes und Unbekanntes scheinst du nun zu sein. Das Leben klopft wieder an. Es gibt keine Möglichkeit, sich davor zu schützen. Deine Glasglocke zerbrach. Du versuchst verzweifelt, in dein altes, sicheres Leben zurückzukehren. Doch je mehr du dich anstrengst, umso größer wird der Widerstand gegen das Leben. Du fällst immer mehr in das Bodenlose und versuchst dich, immer mehr verzweifelt, irgendwo festzuhalten. Doch wo du auch hingehst oder dich festhältst, jeder Mensch bestätigt noch mehr das Gefühl, dass dieses nicht richtig ist. Jeder andere Mensch will dein Leiden wieder unter eine Glasglocke stellen. Doch es ist zu spät. Je sensibler du bist, umso mehr kann es passieren, dass deine Glasglocke ins Wanken gerät. Das muss überhaupt nichts mit dir zu tun haben. Vielleicht nimmst du nur die Gefühle von anderen wahr, den Schmerz der Welt oder den eines Baumes. Doch weil es in dir auftaucht, wird es zu deinem und du versuchst, dies wieder kalt zu stellen.

Nun gibt es Menschen, die spüren, dass mit ihrer Suche nach einem schmerzfreien Leben etwas nicht stimmt, dass sie in einem Hamsterrad feststecken. Doch haben diese Menschen niemanden, der ihnen sagen kann, dass sie sich auf einem tollen, abenteuerlichen Weg befinden und ihre Gefühle vollkommen sind.

Nein, sie denken, dass etwas mit ihnen nicht in Ordnung sei. Sie werden unglücklicher und fühlen sich im Leben immer mehr von anderen Menschen und dem Leben an sich missverstanden. In ihrer Einsamkeit laufen sie zu Ärzten und in Therapien, bekommen Antidepressiva oder Akupunkturnadeln verpasst, damit das Gefühl, dass da etwas nicht stimmt, immer mehr abgetötet wird und sie zufrieden lächeln. Damit sie, wie die anderen Zombies, in Städten vor dem Fernseher hocken und keine Schmerzen mehr fühlen.

Doch das Geheimnis ist, dass diese Menschen, die so leiden, im Grunde viel gesünder sind als diejenigen, die nichts mehr spüren.

Dein Selbstbild hat einen Riss bekommen und versucht, diesen mit aller Gewalt zuzukleben. Schmerzen und negative Gefühle haben es geschafft, wieder zum Vorschein zu kommen. Eine Ahnung von Schmerzen macht sich breit. Auch andere Menschen spüren diesen Riss und helfen mit aller Gewalt, ihn zuzunähen, damit er nicht auf sie überspringt und sie daran erinnern könnte, dass das Leben alles ist. Jedes Gefühl und jeder Gedanke - ohne Ausnahme.

Doch das kannst du der Pharmaindustrie oder den Ärzten und den meisten Gurus nicht erzählen, denn allein mit Unglück kann man Geld machen. Dieses Geld verspricht eventuelle Glücksgefühle, sozusagen „erkaufte Einheit", die dadurch endlich kontrollierbar ist und es niemals wieder schaffen wird, dich aus dem Paradies hinauszuwerfen. Wir sind alle auf der Suche nach Einheit, nach der Mama – und haben aber sofort wieder Angst davor, von ihr verlassen zu werden. Je verzweifelter du bist und je stärker die Suche nach dem Glück dich gefangen hält, umso mehr versuchst du, das unglücklich sein zu vermeiden und die Suche anzufeuern.

Also, wenn du auch so jemand bist, der meint, irgendwas stimmt doch an der ganzen Vertuschungsgeschichte nicht, dann gratuliere ich dir – du hast dir noch viel vom Paradies bewahrt, es schlummert noch in dir. Lass dich von den Menschen nicht beeindrucken, die ein angepasstes Leben führen, weil sie Angst haben, wieder verlassen zu werden und dir weismachen wollen, dass etwas mit dir nicht stimmt.

Darkos und Livitus

Es gab einmal zwei Ameisenvölker: die Darkos und die Livitus. Die Darkos herrschten über die Livitus schon seit unendlichen Zeiten. Die Livitus waren schwach, kränklich und lebten nur in der Dunkelheit. Ab und zu musste ein Livite in die Sonne gehen, um für die Darkos etwas zu erledigen. Die anderen Livitus bedauerten ihn sehr, da die Sonne äußerst gefährlich für sie war. Sie schützten sich vor ihr, wo es nur ging.

Früher, vor vielen Generationen, hielten sie sich gerne und viel in der Sonne auf und genossen ihre Strahlen. Als jemand erkrankte, redeten ihnen die Darkos ein, dass der lange Aufenthalt in der Sonne der Grund dafür wäre – und so unterließen sie immer mehr den Kontakt mit den Sonnenstrahlen. Doch sie wurden immer schwächer. Also mussten sie sich noch mehr zurückziehen, da sie sich anscheinend immer noch zu lange der Sonne aussetzten. Irgendwann vermieden sie jeden Sonnenstrahl. Die Darkos jedoch meinten, dass sie in ihrem Leben schon zu viel Sonne abbekommen hätten. Deshalb seien sie bereits so geschwächt, dass sie immer kränker würden, obwohl sie schon gar nicht mehr in die Sonne gingen.

Die Darkos bedauerten die Livitus sehr. Sie bauten für sie Krankenlager und pflegten die Schwachen. Es wurde ein absolutes Verbot erlassen. Kein Livitus durfte mehr in die Sonne gehen. Die Darkos wollten sie nur schützen. Als Gegenleistung mussten die Livitus, die es kräftemäßig noch konnten, für sie arbeiten und sie bedienen. Das Livitusvolk war dem anderen Volk dankbar und verehrte es sehr.

Doch eines Tages musste ein Livite wieder in die Sonne, um etwas für die Darkos zu besorgen ... Die Wahl fiel auf jemanden, der schon sehr alt und krank war, zudem hatte er ein verkrüppeltes Bein. Deshalb stellte er für die Darkos keinen großen Verlust dar. Das Livitusvolk jedoch weinte um ihn.

Der alte Livite hatte in seiner panischen Angst mitten auf dem Weg den Schatten verloren. Er stolperte über einen Stein und lag mehrere Stunden bewusstlos in der Sonne. Doch was geschah? Das Bein wuchs nach! Je länger die Sonne auf ihn schien, umso gesünder und jünger wurde er.

Da wurde ihm klar, dass die Sonne die Urkraft für sein Volk war. Je mehr sie sich vor ihr schützten, umso schwächer wurden sie. Das, wovor sie am meisten Angst hatten, tat ihnen gut und heilte sie sogar. Die Darkos hatten sein Volk seit Generationen hereingelegt.

Du bist ein sensibler, besonderer Mensch. Es ist anscheinend beendet und vorbei, unter einer Glasglocke das Leben zu leben. Du hast nun die Möglichkeit, das ganze Leben mit all seinen Facetten wieder zu erfahren und dadurch die ganze Welt zu erlösen. Nur wenn du es schaffst, dich dem Leben zu stellen und nicht wieder in die Glasglocke hineinrutschst, kann das Leben erneut durchschimmern. Du bist sozusagen ein Medium der Welt geworden, das einfach alles wieder erleben will. Du bist der auserwählte Mensch! Durch dich können sich unterdrückte Gefühle und Gedanken von anderen Menschen, Tieren und Dingen wieder zeigen. Daher verzweifle nicht, nur weil sie bei dir erscheinen und du scheinbar damit nicht umgehen kannst. Du bist letztendlich das Licht der Welt, das die Dunkelheit vertreibt; diesen Schatten, der dir einreden will, dass das Leben nur aus einem Teil besteht.

Natürlich sieht es so aus, als könntest du das nicht alleine tragen. Diese Last scheint zu schwer für dich zu sein. Doch das Leben sieht es anders. Es erscheint genau bei dir. Weil es keine Trennung gibt. Anscheinend bist du derjenige, der dieses leben soll. Du bist stark genug dafür. Es hat nichts mit deiner Kindheit oder einem Trauma zu tun. Es ist einfach das pure Leben, das sich durch dich zeigt.

Das Leben ist etwas Unglaubliches, Unverständliches. Vielleicht sind alle Gedanken und Gefühle, die bei dir auftauchen, nicht deine eigenen. Sie tauchen nur auf, weil du gerade Widerstände gegen sie hast. Sie tauchen nur auf, um sich im Spiel deines Lebens bemerkbar zu machen.

Du wirst später noch sehen, dass du keine Wahl in Bezug auf deine Gedanken und Gefühle hast. Diese geschehen einfach. Je sensibler du bist, umso mehr bist du dir ihrer bewusst. Diese Gedanken und Gefühle tauchen aus dem Nichts auf und verschwinden wieder. Wenn du sie nicht haben oder verändern willst, legst du dich mit dem ganzen Universum an. Erst wenn sie fließen dürfen, wenn erkannt wird, dass sie da sein dürfen, können sie auch wieder vergehen und ohne einen bitteren Beigeschmack im Nichts verschwinden. Wenn du sie verändern willst, willst du die ganze Welt verändern. Die Natur. Das Mysterium. Das Göttliche. Das Vollkommene. Du kannst dann nur verlieren.

Das Leben will wieder duften! Es erscheinen die unglaublichsten Gedanken und Gefühle, die scheinbar genau das Gegenteil dessen sind, wie du gerne selber sein möchtest. Das Leben gibt dir die Möglichkeit, dass dein Selbstbild in sich zusammenfallen kann. Die Zeit ist gekommen, Sicherheit im Unbekannten zu finden.

Die Vermeidung

Zwei Grashalme

Ein Grashalmsamen neben dem anderen. Pures Leben und Kraft. Der Wille zu leben und zu wachsen. Beide lugten aus den Samen heraus und streckten ihre Köpfe in die weite Welt. Beiden passierte das Leben. Wind, Sonne, Regen und Tiere. Manchmal wurden sie umgeknickt oder umgeblasen und das tat weh. Doch dann streckten sie sich weiter der Sonne entgegen.

Nur der eine Grashalm hatte langsam, aber sicher versucht, Schmerzen zu vermeiden. Er dachte sich, dass ihm nicht so viel passierte würde, wenn er klein bliebe. Tiere würden ihn nicht mehr entdecken und der Wind würde nur die Großen niederblasen. Also riskierte er immer weniger. Er blieb bei dem Alten, Bewährten und hatte tatsächlich ein weniger schmerzhaftes Leben. Doch fehlte ihm auch immer mehr Kraft. Er war klein und wurde richtig melancholisch, fast schon depressiv. Das Leben berührte ihn nicht mehr. Doch trug er in sich eine Sehnsucht nach der Lebendigkeit, die immer noch wach in ihm war. Wo auch etwas passieren durfte, er sich eins mit dem Augenblick fühlte und es somit keine Gelegenheit zum Fürchten gab, sich dem Leben mutig öffnete und es einfach genoss.

Der andere Grashalm hatte den Weg, neugierig und offen zu sein, gewählt. Er wurde groß und reckte sich mutig in den Wind. Na ja, er wurde mehr umgeblasen als der kleine, Tiere knickten ihn um und es tat weh. Aber es gab keine Gedanken darüber, was passieren könnte. Sein Herz pochte lebensbejahend und andere Grashalme fühlten sich in seiner Nähe wohl.

Doch eines Tages kam eine dicke, fette Kuh und fraß sich durch die Wiese. Der Kleine wusste natürlich, dass das passieren musste und er war froh, so klein und unscheinbar zu sein. Als die Kuh näher kam und den großen Grashalm mit der Nase berührte, kitzelte er sie so sehr, dass sie sich abwendete und den Kleinen nebenan fraß.

Tja, dumm gelaufen! Da hatte der Kleine sich ein Leben lang zurückgehalten, um Leiden zu vermeiden und lange zu leben – und dann das. Er dachte, so könnte er dem Leben ein Schnippchen schlagen und es kontrollieren, bräuchte nur den Gefahren aus dem Weg zu gehen - und würde belohnt werden. Aber letztendlich: Wie und was passiert, lag nicht in seinen Grashänden, sondern nur in dem liebevollen Augenblick, hier manifestiert als Kuh.

Natürlich sollst du nicht Gefahren suchen (wäre allerdings dann ein ziemlich spannendes Leben), nein, natürlich nicht, das liegt gar nicht in deiner Natur. Aber du könntest dich dazu entscheiden, dein Leben nicht mehr zu benützen, einen Schutzwall um dich aufzubauen, der dich garantiert in Bewegungslosigkeit verharren lässt.

Nein, du machst auf einmal wieder etwas. Sprichst eine Frau auf der Straße an, weil du nicht schon im Vorfeld den Schmerzen der Ablehnung entgehen willst. Du lachst jemanden an, auch auf die Gefahr hin, dass er dich böse anschaut. Du schaust weniger Fernsehen, besuchst lieber einen Freund und zeigst ihm, dass er dir wichtig ist, auch auf die Gefahr hin, dass er dir nicht die Tür aufmacht, weil er seine Lieblingssendung im TV sehen will. Oha - und schwupps, bist du wieder mitten im Leben. Mit all seinen Gefühlen und Beziehungen. Du lässt dich wieder berühren und berührst andere Menschen und das alles nur, weil du nicht mehr versuchst, Gefühle zu vermeiden. Auf einmal wird dein Leben lebendig durch Verliebtheits- und Glücksgefühle, Abstürze und dunkle Tage. Ein Leben, das abwechslungsreich ist, gelebt wird und seine Schönheit allem und jedem zeigt.

Ja, wenn es nur so einfach wäre. Wenn du ein Mensch bist, der unglaublich zielorientiert ist, dann könnte das auch klappen. Dass du dich jeden Tag daran erinnerst, jeden Tag wieder die Glasglocke abnimmst und dich berühren lässt. Doch ich befürchte, dass du nicht so ein Mensch bist. Dass die Angst in dir vor Gefühlen schon zu groß ist und du nur noch auf ein Wunder des Schicksals wartest, das dir, bedingt durch zeitweiligen Schmerz, das Leben wieder zeigt.

Tja, wenn es so einfach wäre, könnte ich mir den Rest des Buches sparen. Gott sei Dank, bist du ein „sturer Hund“ und schlotterst bei dem Gedanken daran, deinen Panzer abzustreifen.

Danke! Du gibst mir die Möglichkeit, hier noch ein paar Sätze weiterschreiben zu dürfen.

Abgesehen davon, dass du gelernt hast, den Schmerz zu vermeiden, damit du überleben kannst, gibt es noch einen anderen Mechanismus, der dich scheinbar vom Leben trennt. Als du noch dieses kleine Wunderpaket warst, das staunend in der Welt lag, da formte sich immer mehr eine neue Vorstellung vom Leben.

Wenn du massive Gefühle hattest und sie ausdrücktest, kamen die großen Eltern und reagierten darauf. Leider waren diese auch schon echt ganz schön verkorkst und so reagierten sie sehr wunderlich auf das, was sich ausdrückte. Packte dich die Wut, sagten sie, du solltest leise sein oder dich nicht so anstellen.

Warst du laut, wurdest du angewiesen, das Zimmer zu verlassen. Hattest du einen Wunsch nach der dritten Portion Eis, wurdest du ausgeschimpft, du solltest nicht so unverschämt sein. Wolltest du mit ihnen kuscheln, war es nicht der richtige Augenblick. Warst du glücklich und schriest auf der Straße, passte das auch nicht. Hattest du Vertrauen zu fremden Menschen und sprachst sie an, gab es Schelte.

Es gibt Tausende von Beispielen, bei denen deine Reaktion entweder schlecht oder gut war. Deine Eltern meinten es natürlich gut, wenn sie dich, als du weintest, trösteten, um dich schneller von deinem Schmerz zu befreien. Jedoch entstand dadurch die Vorstellung, dass es Gefühle gibt, die anscheinend nicht erwünscht sind. Andere sind aber erwünscht: wie das Lachen, Grinsen, artig seine Gefühle zurückzuhalten etc. Davon wollen die Großen immer mehr haben. Irgendwann entstand ein Wertungssystem in dir, das Gefühle in gute und schlechte einteilte. Das Rechthaben atmete auf. Endlich hatte es wieder etwas, woran es sich festhalten konnte. Dein Selbstbild wurde noch weiter gefestigt.

Von allem, was vorher auftauchte und sein durfte, weil es einfach präsent war, wurden nun die schlechten Sachen abgelehnt und die guten Sachen bevorzugt. Das, was du glaubst, mittlerweile zu sein, ist das Wertungssystem. Du bist nicht mehr das Leben! Schmerzen, lachen, weinen, fühlen, riechen, Baum anschauen, Beine bewegen, jemanden in den Arm nehmen, Buch lesen. Alles Leben, das auftaucht, erfährt nun Widerstände oder Anziehung. Es scheint nun so zu sein, als wärst du nur dieses Spannungsfeld und nicht einfach das, was erscheint.

Das Leben wurde immer mehr in dieses Wertungssystem hineingepresst. Es war nun nur noch ein Vermeiden von und ein Suchen nach bestimmten Gefühlen, weil du natürlich immer noch von deinen Eltern ganz tief in dir geliebt werden wolltest. Immer noch? Fragst du. Ja, immer noch! Damit verbindest du das Paradies und die Einheit, die du scheinbar verloren hast. Jedoch hat uns niemand beigebracht, dass es im Leben gar nicht darum geht. Wäre dein Leben nur davon bestimmt, die "schlechten" Gefühle durch rechtzeitiges "Zudeckeln" verschwinden zu lassen, würdest du trotzdem in der ständigen Angst leben, dass sie irgendwann wieder hervorkommen. Da würde dir auch das ständige Daumendrücken, sie mögen nicht erscheinen, nichts nützen.

Depressionen und der stille Hass gegen dich selbst sind da, weil du nicht mehr verwundbar bist. Depressionen sind da, weil du wahrscheinlich als kleines Kind sehr dünnhäutig und sensibel warst. Vielleicht sogar sensibler und dünnhäutiger als andere Kinder. Wenn du etwas gesehen hast, hat es dich begeistert oder traurig gemacht. Wenn du barfuß über eine Wiese gelaufen bist, erlebtest du einen kichernden Glücksrausch. Alles, was geschah, traf dich sofort. Du warst weich und ohne Mauern. Jeder Moment offenbarte sich dir in voller Intensität. Alles war erlaubt und durfte sein. Manchmal war es unendliches Schluchzen, weil deine Puppe ein Bein verloren hatte, manchmal einfach nur der Gesang des Windes, der dich verzauberte. In einem Film musstest du Rotz und Wasser heulen, weil das Drachenbaby von seiner Mama getrennt wurde. Ein volles Leben, voller Nähe und Berührbarkeit! Das Leben konnte dich überraschen und zu dir durchdringen. Du warst einfach das Gefühl, das sich zeigte, total und unmittelbar.

Doch andere Menschen konnten dieses Licht der Lebendigkeit nicht aushalten. Andere Menschen, vielleicht Schulkameraden oder sogar deine Eltern, haben über dich gelacht oder waren verunsichert, weil du so sensibel warst und deine Gefühle zeigtest. Diese waren für jeden sofort sichtbar, du konntest sie einfach nicht kontrollieren. Doch langsam schlich sich das Gefühl ein, dass du anscheinend schwach bist, weil dich andere immer wieder verletzen konnten. Sie nahmen dich nicht ernst. Es tat weh, alleine dazustehen und deine Lebendigkeit nicht mit ihnen teilen zu dürfen. Gefühle schlugen über dir zusammen. Immer wieder dieselben: Ohnmacht, Einsamkeit und Schwäche. Dein größtes Geschenk, deinen unmittelbaren Zugang zum Leben selbst, fingst du an zu hassen. Du wolltest anders sein, du wolltest Schutzmauern um dich errichten, es sollte nichts mehr wehtun, du wolltest nicht mehr schwach sein. Letztendlich wolltest du zu deinen Klassenkameraden dazugehören. Das bedeutete, dass auch du anfingst, über andere zu lachen. Deine Eltern sollten mit dir mitfühlen und dich einfach in die Arme nehmen. Du fingst an, deine Lebendigkeit und deine Verwundbarkeit dem Leben gegenüber abzulehnen. Das Leben berührte dich immer weniger. Du hast dich für jedes schwächliche Gefühl verachtet, für alles, was dich verwundbar machte. Diese ganze lebendige Energie, die sich vorher ausdrücken konnte und die du warst, total und ganz, richtete sich nun gegen dich selbst oder vielleicht sogar gegen andere.

Du wurdest ein Mensch, der sich selber hasste. Das Leben berührte dich nicht mehr. Am Strand barfuß zu laufen war nicht mehr so toll. Bei Filmen musstest du dafür auch nicht mehr weinen. Du hattest weniger Angst, wenn dich jemand bedrohte und fühltest nicht mehr den Schmerz des Ausgeschlossen-Seins. Das Leben war bitterkalt geworden, aber du hast auch nicht mehr gefroren. Du wurdest unverwundbar, auch für die Schönheiten des Lebens.

Nun klopfen wieder die Gefühle an, die solange nicht gesehen wurden. Sie bedeuten immer noch Schwäche für dich und dass du ein Opfer des Lebens bist. Diesmal ist es nur etwas dramatischer als damals! Es sind große und tiefe Gefühle von absoluter Traurigkeit oder des Versagens; nun geht es um dein Überleben! Entweder verschwinden sie oder du hast die Lust am Leben verloren. Also kämpfst du wieder gegen sie, so wie du es immer gemacht hast. Ansonsten würde das Leid noch größer werden und dich hinwegschwemmen. Du kämpfst weiter gegen diese Lebendigkeit an. Doch ist es genau der andere Weg.

Genau der, den du fürchtest. Der Weg, bei dem deine Knie zu schlottern anfangen und den du aber schon immer insgeheim erahntest.

Der einzige Weg aus dieser Verhärtung ist, sich wieder verwundbar zu machen. Das Leben zuzulassen und - jeden Schutz aufzugeben und sich ganz den Gefühlen hinzugeben. Dann bist du wieder bei dir selbst angelangt. Dann bist du wieder du selbst; das Leben, das sich ausdrücken kann, voller Berührbarkeit und voller Beziehung. Du reagierst wieder und lässt anschließend los. Alles kann kommen und wieder gehen: der Blick in den Himmel und die Freude, die dabei aufkommt. Dann ist der Blick auf einen Menschen gerichtet, der obdachlos ist und tiefste Traurigkeit erfüllt dich. Du bist für alles verwundbar geworden. Du bist wieder das Kind, welches du verloren hattest. Im Weinen und Lachen gibt es keine Trennung mehr zu irgendetwas. Dort gibt es keinen Schutz mehr, der aufrechterhalten werden muss. Dort gibt es keine permanente Angst mehr.

Jede Depression zeigt dir, wie sehr du dich noch dagegen wehrst, wieder verwundbar zu sein. Denn in der absoluten Verwundbarkeit und im Fließen mit dem, was ist, gibt es keine Depression. Da nimmst du nur wahr, was jetzt auftaucht und dich voller Gnade total erwischt. Was immer es auch ist. Du bist also nicht verloren! Sondern du bist gerade dabei, dich wieder zu finden! Und wenn du wieder das bist, was gerade auftaucht, siehst du, dass du das immer warst und es hat einfach nur wehgetan. Deine einzige Chance, um entweder aufzuwachen, erleuchtet zu werden und voller Leben zu sein, ist, den Weg bis zum Ende zu gehen. Du hattest ein paar Kinderschritte getan, nun nimm das Kind erneut an die Hand und erlaube ihm, wieder zu fühlen: sich schwach zu fühlen, sich verletzlich zu machen, verwundbar zu sein. Ohne Schutz und Mauern dazustehen und sich in das Leben fallen zu lassen. Auch wenn es den Tod der eisigen Glasglocke bedeutet und du vor Angst schreien wirst. Das ist der einzige Weg in die Lebendigkeit.

Vorstellungen und Rechthaben müssen dort schweigen. Aber du wirst dann laut sein!

Das ist die Sehnsucht, die du hast: wieder das Kind zu werden. Nicht, weil du unschuldig warst oder schönere Gefühle und Gedanken hattest. Nein, weil alles da sein durfte. Das ist die Sehnsucht nach der Liebe. Nicht die Liebe, von jemandem geliebt zu werden, sondern die Liebe, „dass alles sein darf". Jedes Gefühl, das in dir war, konnte gelebt werden. Es konnte atmen und sich dem Leben entgegenwerfen. Das warst alles du! Unendlich und immer wieder neu.

Du warst der jetzige Augenblick, der, ganz gleich, was er erfuhr und erlebte, vollständig war. Es gab keinen Widerstand. Es war das Leben, das sich ausdrückte und in dem alles sein durfte. Es gab noch keine Vorstellung davon, welche Seiten in dir leben durften und welche Seiten in dir sterben sollten. Diese grundlegende Akzeptanz ist noch in dir. Sie will wieder gelebt werden. Sie war schon immer da und nun darf sie endlich wieder sein. Das Leben darf sich wieder selbst erfahren. Das ist alles so viel liebevoller, als wir es uns in unseren kühnsten Träumen ausmalen könnten. Allem, was auftaucht, hat das Leben auf einer tiefen Ebene schon erlaubt, zu sein; einfach, weil es das Leben ist. Das Leben selbst umarmt sich!

Du bist die Akzeptanz an sich. Du bist das Leben. Das Wertungssystem taucht einfach im Leben auf. Das ist alles. Auch wenn heftige Gefühle auftauchen oder zwei Monate Depression – auch diese dürfen sein. Wenn sie sein dürfen, können sie auch wieder gehen. Du benutzt sie nicht mehr, um dich zu verurteilen. Du hängst dich nicht mehr an ihnen auf, um dir zu beweisen, was für ein schwacher Mensch du bist und damit so das Wertungssystem verteidigst. Hör auf mit dem Film, dass du gegen die Hälfte deiner Gefühle oder Erfahrungen ankämpfen kannst. Alles darf sein – oder willst du dich wirklich mit dem unendlichen Universum anlegen?

Schmerzvermeidung hat noch einen anderen Trick auf Lager:

Das ganze Universum besteht nur aus leuchtenden Farben und Formen, aus Geräuschen, die kommen und gehen. Alles ist gleich bedeutungsvoll – oder man kann auch sagen „bedeutungslos". Alles ist Ausdruck des unendlichen Etwas, in dem das Nichts spielt. Doch dann kamst du, beziehungsweise deine Vorstellung von dir, welche aus dieser Bedeutungslosigkeit eine Beziehung schuf. Du hast Beziehung aufgenommen zu Farben, Formen und Geräuschen. In dem, was alles ist, konnten sogar Bedeutung und Beziehung entstehen. Bestimmte Farben und Formen hatten eine Bedeutung bekommen.

Das Leben war voller Beziehung. Alles hatte etwas mit dir zu tun. Alles, was sich zeigte, löste Gefühle und Empfindungen aus. Der Baum, an dem du jeden Morgen vorbeigingst, war kein normaler Baum mehr. Es war etwas, was wichtig wurde. Etwas, was lebte und deinen Schulweg säumte. Etwas, was jeden Tag da war. Du konntest ihn berühren und deine Wange an ihn schmiegen. Der Pullover, den du anhattest, war nicht irgendein Pullover. Es war der Pullover, den dir deine Mutter geschenkt hatte. Mit dem hattest du schon viele Abenteuer erlebt, in ihm geweint, als es dir schlecht ging. Der Pullover roch nach dir und manchmal erinnerst du dich an die Mama, die den gleichen Weichspüler verwendete. Der Pullover roch soooo gut.

Die Gedanken und Gefühle, die bei dir auftauchten, waren deine, ganz allein deine. Sie begleiten dich jeden Moment und erschaffen dich. Einzigartig und besonders. Jedes Gefühl hatte eine Bedeutung und jeder Gedanke spiegelte die erfahrbare Unendlichkeit wider. Das Leben war ein Tanz in der Besonderheit und in dem, dass du existierst. Du machtest einen Unterschied und fühltest dich als Mittelpunkt der Welt. Du warst das Bedeutsamste, was sich magisch zeigte. Alles, dein ganzes Universum, deine ganze Welt, bestand nur aus der Bedeutung, die du ihr gegeben hast. In allem war die Vertrautheit der Unendlichkeit. Die Liebe der Bedeutung, des Besonderen. Alles war besonders. Alles löste Empfindungen aus, Gefühle, Gedanken und Reaktionen.

So wie es jetzt auch ist. Alles um dich herum, deine ganze Welt, besteht nur aus deiner Beziehung zu ihr: zu der Wand; zu dem Stuhl, auf dem du jeden Morgen sitzt; zu dem Fernseher, vor dem du lachst und weinst. Du hast allem eine „Seele" gegeben. Alles bezieht sich auf dich und du dich auf alles. Du bist umgeben von Vertrautheit und der Spiegelung der Unendlichkeit. Falls es dir einmal bewusst werden sollte, wirst du wahrscheinlich vor Glück weinen, weil du all das erschaffen hast. Alle Dinge erscheinen in deiner Wahrnehmung und spiegeln die Besonderheit des Lebens wider. Durch Beziehung wurde dein Ich-Gefühl geboren. Durch das „Sich-beziehen-auf"... fühlst du dich am Leben. Beziehungen sind die kosmischen Blumen, die in der Bedeutungslosigkeit erblühen.

Doch da, wo Besonderheit ist, sind auch Angst und die Ahnung von Schmerz zuhause; die Ahnung und die Angst, etwas zu verlieren. Daher wird die Schönheit von allem, das Besondere und die Beziehung, die du zu jedem Teil hast und die in deiner Wahrnehmung erscheint, auf Namen reduziert: „Pullover"- „Baum" - „Stuhl". Die Besonderheit versteckt sich nun hinter Benennungen und Vorstellungen. Jede Besonderheit und Beziehung wird durch die Kälte des Verstandes verschnürt. Alles verliert sich wieder in der Bedeutungslosigkeit und in der Beziehungslosigkeit, doch nicht aus Liebe zu dem Nichts, sondern aus Angst vor dem Schmerz.

Sogar du selbst verschwindest wieder in der Beziehungslosigkeit zu dir selbst. Sogar du selbst flüchtest in die Bedeutungslosigkeit. Die Angst vor der Trennung lässt die Hingabe an das Besondere verblassen. Sicherheit und Kälte bleiben übrig, obwohl die Trennung schon längst geschah.

Nimm für einen Augenblick dieses Gefühl der Leere und der Einsamkeit in dir wahr. Lass alle Bedeutungs- und Beziehungslosigkeit, schneidende, eiskalte Sicherheit und unendliche Verlorenheit über dich einstürzen. Vor diesem Gefühl läufst du den ganzen Tag davon und "betäubst" es mit Aktivitäten. Die Fülle des Lebens entsteht in der Beziehung zu den Dingen. In der Leere des Lebens entsteht Bedeutung. Das, was du bist, kann nur durch Beziehung entstehen. Dahinter klopft eine Leere an. Beziehung und Bedeutung erscheinen in der Leere. Eine Leere, vor der du den ganzen Tag wegläufst aus Angst, dass sie dich auffressen wird, in der du dich verlieren wirst.

Diesem Gefühl der Leere entspringen sofort Gedanken über die Zukunft oder die Vergangenheit. Es wird immer so bleiben, ich werde einsam sterben, keiner mag mich … ich habe viel Schlimmes erlebt etc. Dieses Gefühl der Leere kreiert eine Hoffnungslosigkeit, die suggeriert, dass sich das nie ändern wird, dass alles schlimmer wird.

Doch diese Leere ist nur das, was der Beziehung erlaubt, zu sein – überhaupt ermöglicht, zu sein. Solange du versuchst, diese Leere zu vermeiden, entziehst du dich Beziehungen und deren Bedeutung. Sie werden in eine Gleichgültigkeit gedrängt, die eine gewisse Unlebendigkeit nach sich zieht. Doch wenn die Leere nicht mehr vermieden wird, kann die Fülle, das Leben mit all seinem Bezug zu den Dingen, sogar zur Trennung, erscheinen. Das, was die Leere in dir ist, ist nicht dein Unglück, sondern der Boden und die Heimat der Beziehung zu den Dingen und zu dir selbst.

Jedes Ding, das du siehst, jeder Mensch, jedes Tier oder jede Pflanze spiegelt deine Beziehung wider. Du wirst sie erfahren, wenn du nichts mehr benennst, sondern nur auf das Gefühl schaust, das es in dir auftaucht. Dann wird die Leere, in dir zur absoluten Fülle. Die Leere wird beseelt durch Urvertrautheit. Dein Ich-Gedanke/Vorstellungen wird immer versuchen, die Leere zu vermeiden. Doch diese Leere, die ein Mensch verspürt, ist genau das Leben, in dem alles erscheinen darf.

Schau jetzt auf dich. Nimm dir ein paar Minuten...

Nimm deine Leere, diese Unendlichkeit der Einsamkeit.

Vermeide sie nicht.

Habe keinen Widerstand gegen sie.

Benutze sie nicht, um Beweise für die Vergangenheit und Zukunft zu haben. Lass sie einfach sein.

Gebe dich ihr hin. Löse dich in ihr auf.

Spüre die Vertrautheit. Die Unendlichkeit.

Das, was ist.

Fühle die Beziehungen, die in ihr aufsteigen – zu dem Raum, zu den Dingen, zu dem Buch, zu dir selbst, zu den Händen, zu der Luft, zu den Geräuschen ...

Die Leere füllt sich mit Bedeutung. Da, wo Bedeutung ist, ist das Leben. Bist auch du. Sind auch Gefühle.

Lass jeden Widerstand gehen. Falle in die Leere, die immer da ist und dich nie verlassen hat ...

... und niemals verlassen wird.

Das Nichts (ein Märchen)

Es war einmal das Nichts. Es war unendlich, allumfassend. Es gab nichts, was es nicht war. Ein immerwährendes Nichts. Ein raumloser Raum ohne Anfang und Ende. Kein Ding, kein Planet, kein Gefühl und auch kein Gedanke. Es war einfach nichts. Nichts war da und das so rein und allumfassend. Jahrmillionen Jahre und noch länger war es nichts und es wird immer nichts bleiben.

Nichts fehlte dem Nichts. Da, wo nichts fehlt, ist auch alles möglich. Das Nichts konnte auf einmal alles sein. Wie jetzt. Wie dieser Moment. Unendlichkeiten drücken sich in diesem einen Augenblick aus. Da, wo auch nichts sein könnte, ist alles da, was ist.

Ein Grashalm. Eine Fliege. Ein Du. Ein Gedanke. Ein Gefühl. Ein Körper. Eine Trennung. Eine Sehnsucht. Eine Trauer. Eine Liebe. Ein Schmerz. Eine Wahrnehmung. Eine Gräueltat. Ein Orgasmus. Eine Langeweile. Ein Geruch. Ein Finger. Ein Herzklopfen. Ein Atem. Ein Leben.

Da, wo nichts sein konnte und immer war und es immer so sein würde, war auf einmal etwas da. Es war etwas, das alles ist. Es gab nichts, was mehr sein könnte oder anders sein müsste.

Genau das, was jetzt da ist. Es wird nie wieder so sein. In einer Stunde ist es vielleicht wieder nichts. Vielleicht war es vor zehn Minuten nichts oder vor einer Sekunde. Wer weiß! Doch jetzt ist es etwas. Ein Lesen. Ein Schreiben. Ein Fühlen. Ein Seufzen. Eine Angst. Eine Ohnmacht. Ein Traum. Ein Apfel. Ein Geschmack. Ein Gedanke.

Wie unglaublich wundervoll! Welche Dankbarkeit steigt in dem Nichts hoch. Dankbarkeit für das, was gerade ist. Gleichgültig, was es ist.

Gleichgültig, als was es erscheint. Es ist eine Gnade, dieses Etwas jetzt zu erleben. Es zu sehen, es zu schmecken, es zu leben. Das ist die einzige Bedeutung, die es hat, etwas zu sein – und das vollkommen! Absolut perfekt, unbeschreiblich, unverstanden.

Etwas ist gerade. Eine Sehnsucht. Eine Suche. Ein liebevoller Blick. Ein Schmerz in den Schultern. Was braucht es mehr? Was braucht es mehr, um das zu sein, was es nicht schon jetzt ist? Ist das nicht das Wundersamste und Unglaublichste, das überhaupt jemals passieren konnte? Dass etwas da erscheint, wo auch alles nichts sein könnte?

In diesem Etwas gibt es keine Fragen. Es gibt keine Antworten. Es gibt nur diesen einen Augenblick. Doch können natürlich Fragen auftauchen. Es kann versucht werden, diese Gnade zu benennen. Es kann Leiden geben. Alles darf sein. Auch du darfst sein, mit allem, was jetzt ist. Es ist jetzt etwas da und das ist alles, was es gibt.

Die Grundlagen der Depressionen und des Leidens sind also ganz klar.

Dazu ein paar Fragen. Bitte beantworte sie so ehrlich du kannst:

Bist du am Leben?

(„Hä”, sagst du wahrscheinlich, „was für eine spinnige Frage, jetzt wo mein Recht-haben-Wollen gestorben ist?”)

Oh, natürlich! Ich vergaß. Doch schau jetzt einmal auf deine Empfindungen. Was sagen sie? Also, bist du am Leben?

(Falls es noch Leben in dir gibt, sagst du jetzt: „Ah ja stimmt, ich bin am Leben.“)

Woran merkst du das?

(Bitte nicht so eine Antwort wie: „Das ist halt so, weil ich einfach am Leben bin." Es ist wichtig, dass du selber in dich hineinspürst, alles Wissen und jedes Wertungssystem beiseitelegst und schaust, woran du in diesem Augenblick merkst, dass du am Leben bist. In diesem Moment!)

Bitte erst weiterlesen, wenn du wirklich versucht hast, eine Antwort zu finden.

Wenn du eine Antwort gefunden hast:

Vielleicht kam als Antwort so etwas wie: „Da sind Gefühle, Gedanken, Bewegungen, Wahrnehmungen, Bewusstsein, fünf Sinne etc."

Wem gehören diese Gefühle, Gedanken, Bewegungen oder Wahrnehmungen?

(Du sagst wahrscheinlich, dass sie zu dir gehören. Du sagst: „Ich fühle etwas, ich denke jetzt etc.")

Also, es scheint jemanden zu geben, dem alles das gehört, was gedacht, gefühlt und wahrgenommen wird.

Leben ist einfach: Alles, was da ist, ist Leben. Es muss nicht verändert werden, um Leben zu sein. Das ist die kindliche Unschuld. Doch es scheint etwas zu geben, das zum Leben sagt: „Du gehörst mir! Das sind meine Gedanken und Gefühle." Damit ist das Leben nicht einfach nur noch Leben. Es ist etwas, was getrennt erscheint. Was dieses Leben getrennt hat und wo dieses ist, wird nie hinterfragt. Es wird einfach als gegeben angesehen. Und um glücklich zu werden, wird versucht, das Leben zu verändern. Gewisse Teile so zu verändern, dass dann gesagt werden kann: „Ah, diese schönen Gefühle oder Gedanken gehören nun mir. Endlich bin ich die schrecklichen Gefühle losgeworden."

Wenn du das Leben also verändern kannst, kannst du es auch so lenken, dass es für dich angenehm ist. Das heißt, das, was sich jetzt zeigt, kann durch deine Anstrengung in eine Richtung gebracht werden, die viel schöner ist als die, in die du jetzt gerade gehst. Du bist sozusagen auf der Suche nach etwas anderem.

Die schlechte Nachricht:

Solange du also sagen kannst, dass du am Leben bist, bist du eigentlich auch schon depressiv und am Leiden. Denn nur so wird dir bewusst, dass du getrennt bist, dass das Leben nicht vollkommen ist und du Sehnsucht nach der Einheit hast. Und wenn du viel Glück hast und die richtigen Entscheidungen treffen kannst, wirst du auch nach Hause kommen und die Einheit wird wieder sein.

Aber nur keine Panik! Die gute Nachricht:

Das ist eine ganz natürliche Sache und gehört zum Leben dazu. Das Geschenk, zu wissen, dass du am Leben bist, hat leider nur einen kleinen schmerzhaften, depressiven Beigeschmack. Also könnte man sich einfach damit abfinden, sich zurücklehnen und die ganze Show des Lebens genießen. Beim Genießen stellst du dir vielleicht dann folgende Fragen:

Wo oder was ist dieser Jemand, der ich bin? Warum hat sich dieser Jemand von allem, was erscheint, getrennt, indem er für sich alleine Besitz beansprucht? Wovor hat dieser Jemand solche Angst, dass er alles auf Abstand halten muss?

Die Antworten auf diese Fragen durchweben das ganze Buch. Sie werden dir mit größter Wahrscheinlichkeit nicht gefallen!

Verlierst du langsam jede Hoffnung? (Falls du jemals überhaupt eine hattest.)

Ja, dann kann ich dir ein Geheimnis verraten: Der einzige Unterschied zwischen einem glücklichen Menschen und einem depressiven ist der, dass der Depressive keine Hoffnung mehr hat. Der Nicht-Depressive hegt noch Hoffnung. Daher spürt er die Depression nicht so stark; sie wird einfach mit der Hoffnung, dass alles wieder besser wird oder einem Grundvertrauen in das Leben, dem Glauben daran, dass alles wieder vergeht, überdeckelt.

Ein wahrhaft depressiver Mensch hat keine Hoffnung mehr, dass sich jemals etwas ändert. Es wird immer so bleiben. Das Unglück wird nie aufhören.

Doch wie wir noch sehen werden, hat es einen Riesenvorteil, keine Hoffnung mehr zu haben. Denn dann kann etwas entstehen, was so unendlich größer ist als die Hoffnung auf die Zukunft. Wenn du keine Hoffnung mehr hast, bist du hier genau richtig. Denn jede Hoffnung bringt dich von dir selber weg, von diesem einen großen, liebevollen Augenblick. Diesem Augenblick, der keiner Hoffnung bedarf, um zu sein.

Je depri, umso besser

Sonnenblumengespräch

Sonnenblume zu einer anderen Sonnenblume:

„Mann, heute war wieder mal ein mieser Tag."

Die andere Sonnenblume:

„Warum?"

„Das war irgendwie voll verhext, ich habe einmal nicht aufgepasst und schon kam ich der Sonne nicht mehr hinterher, die ist einfach immer abgehauen."

„Krasses Ding, Mann."

„Ja, sag ich doch. Aber das passiert mir echt so oft. Irgendwie scheint die etwas mit mir am Laufen zu haben."

„Ja, meinst du?"

„Wenn ich es dir doch sage. Ich dachte immer, die mag mich und nun das. Ich könnte heulen ..."

Also zusammengefasst können wir eigentlich sagen:

> Je *depressiver ein Mensch, umso größer die Chance, dass etwas Unglaubliches passiert; umso eher die Möglichkeit, dass ein Wunder passieren könnte.*

Ein leidender Mensch ist dem Gefühl von Sehnsucht nach Einheit und dem Leben viel näher als ein Mensch, der sich ständig neue Sachen kauft und puppengleich darüber glücklich ist. Ein depressiver Mensch ist wieder viel mehr an den Schmerzen des Lebens dran.

Depressive Menschen spüren den Schmerz der Ablehnung, den kollektiven Urschmerz der Menschheit. Doch leider nehmen sie diesen einfach zu persönlich. Ihr Schmerz ... Uahhh, dieser Schmerz. Natürlich ist er so groß, dass er nicht von einem alleine bewältigt werden kann und deshalb vermieden werden muss. Er kann von niemandem bewältigt werden. Doch wenn er von jemandem persönlich genommen wird, dann gibt es nur noch eine Talfahrt in den depressiven Superunendlichkeitswahrscheinlichkeits-Albtraum.

Wenn nun jemand so richtig schön vor dem Selbstmord steht, dann hat er tatsächlich den Jackpot geknackt und muss eigentlich nur noch zur Lotto-Annahmestelle gehen, um sich das Geld auch auszahlen zu lassen.

Sogar das Leidvermeiden hat es so weit getrieben, dass verzweifelt ein Weg gesucht wird, um weniger stark zu sein. Am besten (wäre es), das Ich über Bord springen (zu) lassen, denn das scheint ja der Übeltäter zu sein. Ganz auflösen will sich die Leidvermeidung natürlich nie. So viel Trotz gibt es schon noch. Der Glaube an die Leidvermeidung ist bereit, das Ich zu opfern und den Körper mit in den Tod zu ziehen. Allerdings immer noch mit einem Grinsen, da sie es ja doch geschafft hat, bis zum letzten Atemzug Recht zu haben.

Es gibt sehr viele Menschen, die sogenannten Aufgewachten, diejenigen, die das Glück für immer gepachtet haben, die in absoluter Leichtigkeit und intensivem Leben schwimmen; denen genau in dem Moment, als sie am tiefsten Punkt ihres Leben angekommen waren und nur noch als depressiver Fleischklops herumlagen, das Wunder passierte.

Und lass uns die Finger kreuzen. Gott sei Dank, sind die Aufgewachten nicht zum Arzt gelaufen, der ihnen Antidepressiva verschrieben oder eine Therapie mit ihnen gemacht hat, damit aus ihnen wieder ein vollwertiges Mitglied der Gesellschaft wird, die nichts hinterfragt und einfach nur funktioniert. Damit Schmerzen wieder in die Kammer des Vergessens gesperrt werden. Damit das Leben wieder ein seichter Brei schwacher Gefühle wird.

Jeder Selbstmord birgt in sich die Botschaft, dass das Leiden gewonnen hat und dich auch noch kriegen wird.

In den jüngeren Altersgruppen stellt der Selbstmord nach den Verkehrstoten in den westlichen Ländern sogar die zweithäufigste Todesursache dar.

Die Aufgewachten, also die die sich nicht umgebracht haben, erheben ihre Stimme:

Es gibt nur das kindliche Staunen über das Wunder des Seins, über das Wunder des Leidens, über das Wunder eines Blattes, das vom Baum fällt. Es gibt nur das reine Leben an sich, das sich an dich schmiegt, voller Vertrauen und Freundschaft. Uralte Geborgenheit, die endlich gesehen werden kann. Endlich darf sie dich auffangen und im Herzen berühren. Du bist der Ursprung des Lebens, der Kern der Entfaltung und der Erfahrung. Gefühle sind wunderbar und jeder Moment ist der totale Ausdruck des Erlebten. Es wird geweint, gelacht, sich geschämt und geliebt.

Stell dir mal alle diese angehenden Selbstmörder vor, die kurz vor ihrem eigenen Wunder stehen, die jetzt erkennen und bedingt dadurch eine neue Botschaft verbreiten würden:

Juhu, die Leidvermeidung kann sterben, die Illusion des Getrenntseins ist endlich so weit, als das gesehen zu werden, was sie ist. Das Leben kann jetzt gelebt werden, ohne dass es jemanden gibt, der ihm im Weg stehen könnte. Weil es nur noch das Leben gibt. Das Leben berührt wieder! Seid mutig! Lasst den Glaskasten zerspringen, traut euch ins Leben und heißt alle Gefühle und Schmerzen willkommen. Sie sind eure Hilfe. Sie geben euch die Möglichkeit, jeden Schutz fallen zu lassen. Sie werden unermüdlich solange kommen, bis jede Mauer gefallen ist.

Doch stehen die meisten Selbstmörder diesbezüglich auf der Bremse und oh je, oh je, dieser richtige Impuls wird von den letzten Überresten verzweifelter Gedanken aufgegriffen und total verwirbelt. Was kommt dabei heraus?

Der Körper steht auf einmal mit der Schlinge um den Hals vor dem Abgrund, weil dann ein Jemand endlich von seinem Ich frei wäre. Und da der Körper anscheinend der Haupttransporter für das Ich ist, liegt es ja nahe, ihn um die Ecke zu bringen.

Schwupps und hopp, alle wirklich supertollen Menschen, die kurz vor dem Wunder stehen, werfen sich vor die Bahn oder Tabletten ein – und aus der Traum. Und wieder gibt es weniger Menschen, die eigentlich eine neue Botschaft an das Leben weitergeben können. Je näher du dem Gefühl bist, dass du eigentlich sterben könntest, umso mehr bist du am Leben dran. Nicht der Körper will sterben, denn da ist auch keine Befreiung zu finden. Nein, diese Energie der Leidvermeidung ist bereit, gesehen zu werden als das, was sie ist: Als Erkenntnis, dass alles Suchen dich in die Irre geführt hatte.

Das einzige Problem der wahren Depressiven, die noch nicht an dem Punkt angekommen sind, dass sie sich aus dem Fenster werfen wollen und daher alles opfern würden, ist, dass sie umso mehr das Glück suchen. Sie haben eine Ahnung vom Leben bekommen. Eine Ahnung davon, dass Schmerzen zum Leben dazugehören. Doch vertrauen sie ihrer Ahnung nicht; nein, sie denken, sie müssen gerade jetzt umso mehr den Schmerzen entfliehen.

Sie werden immer unlebendiger. Sie sehen in der Werbung, im Freundeskreis oder bei Gurus scheinbar unendlich glückliche Menschen, wollen auch so sein – und schon sind sie noch mehr auf der Suche nach dem Glück und noch unglücklicher, weil sie es nicht haben. Sie verstärken in ihrer Verzweiflung ihre Suche, bis sie endlich auch an dem Punkt angelangt sind, sich umzubringen ...

Die Suche nach dem Glück wird aufs Äußerste getrieben. Die Zerrissenheit in ihnen wird immer größer. Das Suchen entwickelt sich zu einer so starken Energie, dass jeder Ansatz danach bereits im Kern erstickt wird. Es wird nur noch vor sich hin vegetiert und jede Bewegung ist Schwerstarbeit. Sogar das Suchen nach Glück wird so stark vernebelt, dass noch nicht einmal mehr die Suche gesehen wird. Jeder Antrieb ist verloren gegangen. Jede Veränderung wird als Bedrohung gesehen. Und da es anscheinend ja nur möglich ist, intensiv zu leben, wenn man auch große Veränderungen in Kauf nimmt, ist es eine aussichtslose Situation.

Doch das alles ist nur ein Pappenstiel gegenüber dem größten

Problem. Du als depressiver Mensch solltest dir erst richtig Sorgen machen, wenn deine Depressionen verschwunden sind.

Vielleicht passiert es, dass durch das Buch später eine Leichtigkeit entsteht. In dieser Leichtigkeit verblasst das Leiden und schwupps – weg ist es. Oha, dann hast du echt ein Problem. Denn denke daran: Leiden hält dich wach. Es erinnert dich an den Schmerz, treibt dich an, dich zu verlieren. Wenn dieser Motor nicht mehr da sein sollte, schläfst du in der sicheren Leichtigkeit ein und das Leben geht gefühllos und kalt an dir vorüber.

Nein, sei dankbar für deine Depression.

Rufe laut: „Super! Ich bin depressiv."

Mache dir erst richtig Sorgen, wenn sie nicht mehr da ist. Es geht hier nicht darum, ein sicheres, leichtes, friedliches, unlebendiges Leben ohne Angst zu führen. Hier geht es darum, total nackt dazustehen, voller Berührbarkeit, voller Lebendigkeit, voller Beziehungen.

Jeder kleinste Windhauch hinterlässt eine Gänsehaut. Ohne Schutz, ohne Sicherheit stehst du dann da: frisch geboren, unschuldig. Das Leben darf wieder sein. Leere wird wieder zur Fülle. Als Ausdruck der absoluten Liebe bist du voller Bedeutung und Einzigartigkeit. Jedes Wahrnehmen ist ekstatisch. Alles, was du bist, ist die eine Erfahrung, die sich jetzt zeigt. Alles, was du bist, ist das unendliche Nichts, das sich jetzt zeigt.

Jede Bewegung, jeder Gedanke und jedes Gefühl, die erscheinen, sind unendlich kosmisch und spiegeln letztendlich die Quelle wider. Du bist das Bedeutsamste, das überhaupt erscheinen kann. Wenn du das immer wieder verleugnest, um in die Sicherheit der Schmerzvermeidung zu fallen, wird das Universum dich irgendwann am Kragen packen und dabei schreien: „Du bist das Beste, was erschaffen wurde und ich liebe dich dafür, dass du das nicht sehen willst! Doch jetzt ist genug! Lass uns mal wieder so richtig einen draufmachen!“ Dann wird es verschnaufen und dich herzlich in die Arme nehmen. Dabei wird es dir ins Ohr flüstern: „Oh, ich liebe dich so sehr! Wenn du wüsstest, wie weh es tut, wie es schmerzt und wie schön es ist. Da du ein störrischer Esel bist, werde ich dir ein paar Worte schicken, die dich endlich erreichen. Du hörst mich einfach nicht. Du hörst das Leben nicht. Doch diese Worte wirst du hören: „Du bist mein Mittelpunkt und alles das, was du bist, bin auch ich.“

Spürst du das Bedeutungsvolle? Spürst du die Beziehung zu allem? Jeder Gedanke und jedes Gefühl machen einen Unterschied. Es ist das Bedeutsamste, das jemals erschienen ist. Du hast eigentlich keine Kraft mehr, dich dagegen zu wehren. Das ist viel zu anstrengend und ermüdend.

Höre auf zu kämpfen! Lass dich in das Universum fallen. Spüre seine Umarmung, erwidere seine Umarmung. Flüstere nun in sein Ohr: „Ich gehöre dir! Ich habe es nur vergessen. Danke, dass du mich nie aufgegeben hast. Danke, dass du alles bist, was ich bin! Ich hatte vergessen, wie liebevoll das Leben ist.“

Pause

Ja, ich weiß. Es fällt dir schwer, dich aus der Umarmung zu lösen. Mit dieser Umarmung ist alles gesagt und alles gefühlt. Lass dich nicht stören, genieße es. Vielleicht kannst du mir ja trotzdem noch ein Ohr schenken. Ich will doch noch etwas schreiben und ohne dein Gehör macht es einfach keinen richtigen Spaß. Vielleicht hört in der Umarmung das Verstehen wollen auf, also ein sehr guter Zeitpunkt, um dir weitere Worte zu schenken. Ich tue einfach so, als würdest du nun nicht schon mit der Unendlichkeit tanzen und dich am Bedeutsamen erfreuen, sondern immer noch die Leidvermeidung und damit Trennung erfahren.

Du hast nun gesehen, dass die Leidvermeidung deinen Körper ins Messer laufen lassen will, um letztendlich Recht damit zu haben, dass es Trennung gibt und sie wichtiger als das Überleben an sich ist. Daher werden wir uns darauf einigen, das erst einmal nicht zu machen, denn das wäre ja dann der größte Fehler deines Lebens, basierend auf einem fatalen Irrtum. Es wäre einfach zu blöd, wenn du dich ärgern müsstest, auf das Gesäusel der Trennung hereingefallen zu sein.

Und mal ganz ehrlich, so richtig gut kann es die Leidvermeidung nicht mit dir meinen, wenn sie sogar deinen Körper vernichten will. Es bedeutet also nur, dass du kurz davor bist, das wirkliche Leben an dich heranzulassen, einen ganz neuen Sprung in etwas völlig Unbekanntes zu wagen – und das Tolle ist, dass der Körper da noch nicht einmal mitspringen muss. Natürlich würde das Ich diesen Sprung nicht überleben, doch das ist ja eigentlich auch das, was letztendlich gewollt wird. Dass der Körper aufhört lebendig zu sein und zerschmettert an einer Klippe liegt, ist also absolut unnötig. Da würde genau am falschen Ende gespart. Also lass doch einfach die Idee, dass es jemanden gibt, der getrennt ist, sterben. Dann muss der Körper nicht hopsgehen. Es ist ja nicht wie beim Auto, für das man sich dann ein Schöneres kaufen kann.

Wenn du in das Unbekannte gehst, bedeutet es nicht, dass du dein Leben umkrempelst und nun Sachen machst, die du auf keinen Fall machen wolltest. Es bedeutet, jeden Moment, jeden Augenblick, indem du Schmerzen vermeiden willst, zu sehen. Vielleicht passiert es dann von ganz alleine, dass du etwas riskierst; vielleicht auch nicht. Aber es hat die Macht verloren, dein Leben in Unlebendigkeit zu halten. Der Glaskasten wurde wahrgenommen und dadurch zerstört. Dabei passiert es, dass nichts mehr geschützt werden muss. Und wenn nichts geschützt werden muss, gibt es auch niemanden mehr, der sich vom Leben trennen kann. Es gibt nur das Leben. Es gibt niemanden mehr, der das Leben als getrennt und gefährlich sieht. Das Ich kann entspannen. Trennungsenergie kann entspannen. Es gibt dann nur noch das, was ist. Das Leben!

Jetzt! Das Buch halten. Geräusche. Ein Vogel, der singt. Das Klacken der Computertasten. Atmen. Gefühl der Einsamkeit. Gedanken an einen Kirschkuchen. Es gibt nur noch das Leben.

Oha, geht es schon los mit dem Recht-haben-Wollen? Erinnere dich an deine Versprechen. Nur so hast du eine Chance, etwas Neues zu erleben. Denn du musst bedenken, dass ich hier nicht wirklich mit dir rede, sondern nur mit dem Glauben, der dir weismachen will, dass du von der Welt getrennt bist. Und der Glaube weiß es besser als das Leben an sich. Er weiß, was du brauchst, was dir fehlt, was für dich Glück bedeutet, was es für die ganze Welt bedeuten würde. Er weiß, wie das Leben zu sein hätte, sodass du dich damit wohlfühlst. Daher ist es so wichtig, dass du dir einmal in deinem Leben erlaubst, nichts zu wissen. Nicht Recht zu haben.

Es geht auch nicht darum, dass ich Recht habe. Alles, was hier steht, ist auch nur eine Geschichte, die ich glaube, selber erlebt zu haben. Doch wird diese Geschichte dein Recht-haben-Wollen aufweichen und dann geht es nur noch darum, was du selber erfährst und nicht darum, dass irgendjemand dir etwas erzählt. Um diesen Zustand mal anzutesten, aber ohne Recht haben zu wollen und ohne jede Vorstellung, mach bitte diese kleine Übung.

Als Erstes versuche, das nächste Wort, das hier steht, anzuschauen, ohne dass du es liest. Bei jedem Wort, das du liest, hörst du eine Stimme im Kopf. Mit ihr identifizierst du dich und du gehst davon aus, dass du das bist. Ja, genau diese Stimme, die gerade jetzt erscheint und das, was hier steht, laut ausspricht. Hörst du sie? Hallo! Ja, juhu, hier bin ich. Ich spreche zu dir!

Also gut, du hörst eine Stimme. Nun versuch mal, dir das nächste Wort anzuschauen, ohne dass du eine Stimme hörst.

Schau dir dieses Wort an, ohne dass die Stimme es vorlesen soll:

„Dabu".

Hat nicht geklappt? Du warst nicht vorbereitet?

Dann schau weg und wieder zum Wort hin. Mache das mehrmals. Geht nicht? Das Wort ist schon zu bekannt?

Also auf ein Neues! Gleich kommt ein neues Wort, das steht in Anführungszeichen. Bitte nur einmal kurz anschauen und nicht die Stimme hören.

Es geht los! Achtung!

Das nächste Wort ist es!

„Sieben“

So, ich wette um alles, was ich habe, dass das nicht ging (vielleicht hast du sogar das Bild einer Sieben gesehen). Auch wenn du es noch so sehr versuchst. Das klappt einfach nicht. Das ist eine extreme, große Konditionierung und das machst du seit deinem sechsten Lebensjahr. Sobald vor deinen Augen ein Wort auftaucht, erscheint die Stimme, die du dann hörst.

Eine Stimme, die irgendwo erscheint und weil sie es schon so lange macht, denkst du, dass du diese Stimme bist. Eine Stimme, die du nicht beeinflussen kannst, der du noch nicht einmal sagen kannst, dass sie für einen Moment aufhören soll, ständig diese Worte laut auszusprechen. Eine Stimme, die einfach aufgrund deiner Konditionierung erscheint. Diese Stimme scheint da zu sein, solange du dich erinnern kannst. Mit den ersten Worten, die du zu sprechen gelernt hast, erschien auch diese Stimme in deinem Kopf: „Bussi, Mama, Ata.“ Bevor die Stimme erschien, war alles ein Meer von Gefühlen, Farben und Formen. Dann kamen die ersten Worte und du sahst die Mama. In dir erschien die Stimme: „Mama“, automatisch und ganz natürlich, einfach weil das die Stimme macht. Irgendwann war das Stimmengewirr in deinem Kopf so groß und mächtig, dass du glaubtest, nur noch die Stimme zu sein. Doch macht sie einfach das, was sie macht. Du warst vor der Stimme da und wirst auch nach der Stimme da sein. Am Anfang war das Wort, ja genau, das Wort, das einordnete und trennte und somit zum Ursprung dieser Welt wurde.

Manchmal sagt diese Stimme echt fiese Sachen zu dir: dass du nichts wert bist, keiner dich je lieben wird oder du eh nichts im Leben schaffst. Doch ist dir diese Stimme sehr vertraut, ein Leben lang hat sie dich begleitet. So sehr du sie auch manchmal hasst, denkst du immer noch, dass sie das Einzige im Leben ist, was dich wieder aus der Hölle führen wird. Gleichgültig, wie sehr du dich auch bemühst, den Inhalt der Stimme zu ändern, immer wieder erscheinen die gleichen Glaubenssätze, die dich um deinen Verstand bringen, die dich um dein Leben bringen wollen.

Diese Stimme in dir, die immer noch, wie gerade jetzt, in dir spricht, passiert einfach. Wie dein Atem. Sie fängt automatisch an zu reden, wenn bestimmte Punkte getroffen werden. So wie du sie nicht abstellen kannst, wenn das nächste Wort erscheint, kannst du sie nicht abstellen, wenn der nächste Glaubenssatz hochkommt. Doch du bist viel mehr als nur diese Stimme, die dein ganzes Leben bestimmt. Du bist das, was sie sehen kann. Das, was die Stimme hört. Du bist das Leben, in dem Töne erscheinen.

Du kannst die Stimme nicht beeinflussen oder verändern. Du kannst deiner Konditionierung nicht entfliehen.

Nimm dir einen kleinen Augenblick und beobachte diese Stimme. Versuche zu erraten, was sie als Nächstes sagen wird. Schau dich um und warte auf sie. Was wird sie gleich sagen? Und wenn es nur ein Wort ist. Schau dich um. Vielleicht sagte sie ja „Buch", während deine Augen über dieses Buch wanderten.

Was sagt sie als Nächstes? Was sagt sie noch, außer dem, was hier steht?

Jetzt!

Schau dich um und warte darauf, was sie sagen wird.

UMSCHAUEN!

WARTEN!

WARTEN!

Ist das nicht unglaublich? Die Stimme brabbelt einfach weiter, du weißt nicht, was sie sagen wird. Welche Konditionierung hochkommt. Welche Benennung. Welcher Glaubenssatz. Ständig redet sie. Doch merkst du, dass es etwas gibt, was diese Stimme beobachtet? Es ist etwas anwesend, das auf die Stimme wartet. Und dann erscheint sie und auf einmal identifizierst du dich mit ihr. Es ist aus und vorbei mit der liebevollen Beobachtung. Nun geht's nur noch um den Inhalt der Stimme, was sie zu sagen hat. Es ist zwar immer das Gleiche, das Gleiche und das Gleiche, doch reißt sie dich mit in die Verwirrung. Manche Menschen haben anscheinend Glück und ihre Stimme ist etwas netter und freundlicher. Doch in dem Eintauchen in die Stimme klopft auch immer die Welt an und diese Welt steht für Trennung und Vergänglichkeit.

Diese Stimme macht, was sie will. Du hast gar keinen Einfluss auf sie. Und doch machst du dein ganzes Leben von ihr abhängig.

Lass sie brabbeln, lass sie reden, so viel sie will. Sie kann nichts anderes. Das ist alles, was sie hat. Das ist ihre ganze Existenz.

Wenn du nun gesehen hast, dass die Stimme kommt und geht, gibt es vielleicht den Gedanken: „Hey, dann bin ich ja gar nicht verantwortlich für meine Gedanken!“ Ja, das würde ich auch sagen. Wie kannst du für etwas verantwortlich sein, wenn du nicht die Möglichkeit hast, zu wählen?

Wenn also Gedanken bei dir auftauchen, die du für böse hältst, die du verabscheust, die eigentlich nicht zu dir gehören, für die du dich schämst, ja, dann kannst du dich entspannen. Sie sagen absolut nichts über dich aus. Im Laufe unserer Reise wurde der Fokus auf die Gedanken gelegt, dass diese das ausmachen, was du eigentlich bist. Doch natürlich bist du viel mehr. Du bist ja auch da, wenn die Gedanken nicht da sind, oder du warst auch da, als du noch ein kleines Kind warst und ganz andere Gedanken hattest. Das, was du bist, ist so unendlich größer und fantastischer als nur ein kleiner Gedanke, der aus dem Nichts auftaucht und nur ärgert.

Oh, übrigens: Die Stimme in deinem Kopf, spricht sie immer noch?

Was würde passieren, wenn du zulässt, dass du nicht diese Stimme bist? Dieser Gedanke, diese Stimme, die scheinbar gerade in deinem Kopf erscheint? Beobachte, wie sie jetzt bei jedem Wort erscheint. Schau dich noch einmal um und warte auf die Stimme. Woher kommt sie? Was wird sie als Nächstes sagen?

Pause

Gebe ihr die Möglichkeit, dich total zu überraschen und lass den Raum zu, der sich öffnet. Lass es zu, das zu sein, was du bist. Sieh die Möglichkeit, dass du nicht die Stimme bist. Du bist auch da, wenn sie mal schweigt. Wie jetzt in diesem Augenblick, während du auf sie wartest.

Pause

Was ist dann noch? Was bleibt übrig? Wie fühlt sich das Leben an, wenn du dich nicht mit der Stimme identifizierst?

Pause

Sie erscheint einfach, sie kann nicht anders. Das ist ihre Aufgabe und sie sagt genau das, was du erwartest. Denn sie ist so liebevoll, dass sie dich nicht erschrecken will. Sie will dir keine Überraschung bieten. Sie will immer nur das Gleiche sagen, weil sie es schon so unendlich lange macht. Sie kann sich nicht verändern, weil sie schon das Leben ist. Sie darf ganz sie selbst sein. Sie darf die Stimme sein und du darfst du sein. Schöner geht's wirklich nicht mehr.

Es gibt also eine Konditionierung, eine Ordnung, ein Programm. Dieses liegt außerhalb deines Zuständigkeitsbereiches. Du würdest es zwar gerne ändern, aber es unterliegt nicht deiner Kontrolle. Es ist so tief verwurzelt und schon so lange da, dass du vergessen hast, wer du bist. Alles, was du wahrnimmst, wird in etwas Bekanntes eingeordnet.

Hier ein Beispiel, wie gut das Einordnen funktioniert. Versuche das unten Aufgeführte zu lesen:

Gmäeß eneir Sutide eneir elgnihcesn Uvinisterät ist es nchit witihcg, in wlecehr Rneflogheie die Bstachuebn in eneim Wrot snid, das Ezniige was wcthiig ist, ist, dass der estre und der leztte Bstabchue an der ritihcegn Pstoiion snid. Der Rset knan ein ttoaelr Bsinöldn sien, tedztorm knan man ihn onhe Pemoblre lseen. Das ist so, wiel wir nciht jeedn Bstachuebn enzelin leesn, snderon das Wrot als gseatems.

Oder dieses hier:

D1353 M1TT31LUNG Z31GT D1R, ZU W3LCH3N GRO554RT1G3N L315TUNG3N UN53R G3H1RN F43H1G 15T! 4M 4NF4NG W4R 35 51CH3R NOCH 5CHW3R, D45 ZU L353N, 483R M1TTL3W31L3 K4NN5T DU D45 W4HR5CH31NL1CH 5CHON G4NZ GUT L353N, OHN3 D455 35 D1CH W1RKL1CH 4N5TR3NGT. D45 L315T3T D31N G3H1RN M1T 531N3R 3NORM3N L3RNF43H1GK31T. UN83WU55T UND R453ND 5CHN3LL V3RGL31CHT D31N G3H1RN D13 WORT81LD3R M1T G35P31CH3RT3N WORT81LD3R.

Schon erstaunlich, oder? (Falls du nichts lesen konntest, wunderst du dich nur und das macht auch nichts!) Leider muss ich dir mitteilen, dass es mit allem so ist, was du siehst, hörst, denkst, schmeckst, riechst und fühlst. Es läuft dann automatisch ein Programm ab; eine Stimme, ein Gefühl, ein Blick, ein Kratzen. Im Chaos wird immer nur das Bekannte gesucht und wahrgenommen.

Wenn du versuchst, diesen reinen Buchstabensalat auf dich wirken zu lassen (ohne zu versuchen, ihn zu lesen), wird das, was es ordnen will, langsam aber sicher, an den Rand des Wahnsinns gleiten. Und dann, genau dann bist du wieder in der wahren Wahrnehmung dessen, was erscheint. Dann ist ein Baum nicht einfach ein Baum. Dann ist er etwas Unbegreifliches, ein lebendiges Mysterium. Dann ist ein Mensch nicht einfach ein Mensch. Dann bist du nicht einfach nur du! Du bist eigentlich ein unglaubliches Wunder. Ein einziges großes Staunen des Lebens. Schau dir noch einmal den Buchstabensalat an, ohne ihn ordnen zu wollen. Schau auf ihn - immer weiter … und weiter! Was passiert? Du kannst nun noch einmal versuchen, die Welt ohne dieses Programm wahrzunehmen. Du wirst vielleicht überrascht sein, wer oder was übrig bleibt.

Schau dich um, siehe irgendeinen Gegenstand.

Nimm als Beispiel dein Oberteil. Sofort weißt du, wofür es da ist, wozu es gebraucht wird. Du bist mit dem Gegenstand nicht mehr in einer ehrlichen Verbindung, in einem reinen Wahrnehmen, sondern nur noch mit deinen Vorstellungen über diesen Gegenstand. Du bist nur damit beschäftigt, was deine Gedanken, dein Wissen dir über diesen Gegenstand sagen (das Gleiche gilt natürlich auch, wenn du einen Menschen betrachtest). Überall begleitet dich der Filter der Trennung, durch den du schaust. Dieser Filter ist getarnt durch das Gefühl des Wissens (Vorstellungen) und des „Recht-haben-Wollens".

Schau das Oberteil an, das du trägst, ohne dass du an deinem Wissen festhältst. Lass jede Vorstellung darüber los. Du weißt nicht, wozu es da ist, was man damit macht. Du siehst nur die Form, die Beschaffenheit, die Farben. Nur Form und Farbe. Fühle die Form, die Farbe, die Beschaffenheit. Fühle sie nach. So, als sei diese die Fortsetzung deines Körpers, der die Form, Farben und Beschaffenheit hat und sich so und so anfühlt. Alles Wissen lässt du beiseite. Mach das ein paar Sekunden, fühle dich da immer weiter hinein. Lass alles los, was das Oberteil für dich bedeutet. Was es für die Welt bedeutet. Siehe nur die Form, die Farben und die Beschaffenheit und fühle sie als Form, Farbe und Beschaffenheit. Erfühle seine weiche Form. Die Struktur. Die Berührungen auf der Haut. Wie „es" sich bewegt. Wie „es" sich beim Atmen hebt und senkt. Wie es auch dadurch atmet. Du kannst auch mit deiner Hand darüber streicheln, als wäre es deine Haut, dein Körper.

Pause für ein paar Sekunden.

Du kannst das nun noch mit einem anderen Gegenstand machen, auf den gerade dein Blick fällt. Fühle ihn. Werde zu ihm. Streichle ihn mit deinen Augen. Wo fängt er an? Wo hört er auf? Aus welchem Material besteht er? Wie fühlt es sich an? Wie fühlen sich die Sachen an, die z. B. auf ihm stehen? Welche Eigenschaften charakterisieren die Berührungsfläche? Groß oder klein? Warm oder kalt? Hart oder weich?

Pause für ein paar Sekunden.

Vielleicht entsteht bei der Übung zu dem Gegenstand ein Gefühl von Liebe. Formen und Farben dürfen wieder sein, ohne dass sie in eine Bedeutung gepresst werden, ganz gleich, welche Vorteile oder Nachteile sie dir auch versprechen. Es wird unmittelbar wahrgenommen und nicht nur dein Wissen, das du über diesen Gegenstand hast. Du siehst diesen Gegenstand nicht mehr als Objekt an, sondern er wird gefühlt, als das, was er wirklich ist. Dein Oberteil ist nicht einfach nur dein Oberteil, das getragen wird. Nein, auf einmal ist das, was du trägst, ein Mysterium. Ein kleines Wunder. Etwas, was gefühlt wird, was gesehen und gespürt wird, so wie das Oberteil auf einmal zum ersten Mal wieder sein darf. So darfst auch du endlich mal wieder sein. Ohne das, was du über dich denkst. Ohne das, was du schon weißt. Einfach der Moment, der gefühlt wird. Du bist für diesen Moment unschuldig und reines Wahrnehmen dessen, was du bist.

Nun mach das Gleiche mit dir und mit allen Dingen, die du wahrnimmst. Mit deinem Körper, deinen Gefühlen, deinen Gedanken. Es gibt nichts, was du weißt. Jede Vorstellung von dir, über dich, löst sich auf. Es gibt nichts mehr, woran du dich festhalten kannst. Nichts. Alles ist nur Wahrnehmung. Gefühle und Gedanken werden wahrgenommen. Alles ist nur Farbe, Form und Beschaffenheit. Auch Gefühle oder Gedanken. Du weißt nicht, wo sie anfangen oder aufhören, was sie für dich bedeuten und welche Bedeutung sie für die Welt haben.

Nichts hat eine Aussage oder eine Botschaft für dich. Nur das, was gerade da ist. Nur Farben, Wahrnehmung, Formen und Beschaffenheit. Nur das reine Wahrnehmen, das gerade wahrgenommen wird. Das ist alles. Alles ist, was gerade erscheint, ohne, dass es gedeutet wird.

Mache das auch ein paar Sekunden und lass dich immer mehr in das Nichtwissen fallen, in das Unvorstellbare. Du musst noch nicht einmal wissen, wie das geht. Das würde dich nur im Recht-haben-Zustand lassen. Du weißt nicht, wie es geht, wohin es dich führt. Je mehr du das Gefühl hast, nicht zu wissen, wie es geht – umso besser!

Pause für ein paar Sekunden.

Es werden sofort Gedanken in Form einer Stimme erscheinen, die dir flüstert: „Ich weiß nicht, wie das geht. Das geht doch nicht. Ich kann nichts loslassen." Solche Gedanken sind ganz normal. Sie sind wie ein Schutz, der noch mal aktiviert wird, bevor ein kleines Wunder passieren kann. An diese Gedanken kannst du dich gleich wieder heften und schwupps - bist du nicht mehr in der Wahrnehmung. Oder mach dir diese Gedanken bewusst und lass sie weiterziehen.

Du weißt einfach nicht, was sie bedeuten. Sie kreieren keine neue Vorstellung. Sie sind einfach Gedanken, sie sind bedeutungslos. Sie haben keine Aussage und bringen dich nirgendwohin. Sie tauchen einfach auf und vergehen in ihrer Bedeutungslosigkeit wieder. Eine Stimme, die kurz erscheint und scheinbar ein Wort bildet. Doch für einen kurzen Augenblick verstehst du sie nicht mehr. Es ist wie eine andere Sprache, ein Kauderwelsch, das es schon immer war. Aber das Recht haben wollte dich eines Besseren belehren.

Stell dir für einen kurzen Moment vor, dass dich so deine Eltern und du sie wahrnehmen würdest. Wäre das nicht wunderschön? Ohne ihre Vorstellungen und ohne ihr Wissen? Einfach total ganz bei dir zu sein. Da fällt die Sehnsucht in sich zusammen. Dann würde es keine Trennung mehr geben oder sogar die Trennung nur noch eine Erscheinung sein.

Während der Übung macht sich vielleicht auch eine gewisse Leichtigkeit und damit verbunden ein bisschen Frieden bemerkbar, aber nicht, weil du etwas getan hast. Nein, weil du mal für ein paar Minuten nichts getan hast! Du hast den Filter der Trennung beiseitegelassen. Recht haben zu wollen war nicht aktiv. Du hast nicht mehr etwas getan, was dich von dem Leben trennt - und wenn nichts getan wird, scheint deine wahre Natur durch, die immer da ist, das Sein ist. Es muss schon etwas getan werden, wie z. B. am Rechthaben und Wissen festzuhalten, damit deine wahre Natur nicht durchschimmert. Und das ist echt anstrengend. Daher kippt man auch abends vor Müdigkeit ins Bett. Dieses ganze Recht-haben-Wollen macht die Menschen total fertig und raubt ihnen die letzte Energie. Das ist so, als würdest du den ganzen Tag mit deinem Nachbarn streiten. Immer wieder erzählt er dir, dass der Zaun blau und nicht grün ist, so wie du es denkst. Und ihr streitet und schreit euch an. Um euch herum singen die Vögel, duftet es nach Kuchen. Gerade geht eine schöne Frau an euch vorbei. Doch ihr könnt euch nicht daran erfreuen, weil es nur darum geht, wer nun Recht hat.

Falls du bei dieser Übung gar keinen Unterschied gespürt hast, bist du ein harter Brocken. Du hältst dann sehr an deinem Wissen fest. Du kannst es dir noch nicht einmal für ein paar Sekunden etwas leichter machen.

Doch das ist kein Problem, wir haben ja noch ein paar Seiten und etwas Zeit.

Verflixte Liebe

Im Grunde geht's ja immer um die Liebe. Genau um diese bedingungslose Liebe! Jeder Werbespot und jeder gute Film, jedes Buch, jedes Gespräch - immer geht es um die Liebe. Hast du sie? Erreichst du sie? Drückst du sie aus? Hast du jemanden, mit dem du sie teilen kannst? Hast du die Hoffnung auf die Liebe aufgegeben? Es geht immer um die Liebe.

Tatsächlich erlebst du den allergrößten Schmerz, wenn ein anderer Mensch es gewagt hat, sich von dir zu trennen. Dann kommt der ganze Kram der Trennung von der Einheit hoch, der Trennung, die bestimmte Gefühle ausgrenzt. Daher ist es natürlich viel ungefährlicher, sich auf nichts einzulassen. Auf keinen Menschen, auf kein Tier und nicht einmal auf deinen Schmusebären.

Sicherheit hast du dann nur, wenn du jemanden liebst, den du nie erreichen kannst. Einen Fernsehstar. Einen Helden. Eine Märchenprinzessin. Diejenigen, die einem nie zu nahe kommen können.

Und wenn es jemand wagt, dir zu nahe zu kommen, ja, dann geht es darum, ob du bedingungslos geliebt wirst. Findest du jemanden, der dich vollständig so nimmt, wie du bist? Mit allem, was du sogar selbst an dir ablehnst? Ist der andere so bedingungslos, dass du dich in seine Liebe fallen lassen kannst? Endlich jemand, der dich so sein lässt, wie du bist und dich dafür auch noch liebt, so wie du bist? Endlich jemand, der dich ganz sieht und ganz fühlt? Was würden wir dafür geben, so einen Menschen zu finden! Dann wäre alles gut! Dann bräuchtest du dich nicht mehr zu verändern, dich abzulehnen, gegen dich selbst zu kämpfen. Nur ein einziger Mensch, der dich erlösen könnte.

Die Suche nach diesem einzigen Menschen, der dich bedingungslos liebt - das wird das Ziel und die Reise des Lebens.

Sag, willst du bedingungslos geliebt werden? Mit Haut und Haaren? Mit all deinen Schwächen? Deinen Ängsten? Von jemandem, der dich sieht und dich so sieht, wie du dich noch nicht einmal selber anschauen kannst - und dieser Jemand liebt alles an dir, weil es von dir ist? Weil du das bist?

Ja, das wäre Erlösung. Das wäre das Paradies.

Doch mal ganz ehrlich, so sehr dieser Wunsch in dir ist und du auch alles dafür geben würdest, um diesen Jemand zu finden, bist du bereit selbst bedingungslos zu lieben? Hast du das schon einmal gemacht? Ist das auch dein Ziel? Jemandem anderen diese Bedingungslosigkeit, die du dir ja selber so sehr wünscht, auch zu geben? Gleichgültig, welche Abgründe der andere Mensch in sich hat, welche Schattenseiten? Wie er mit dir umgeht, wie sehr er dich liebt? Wahrscheinlich bist du selber nicht bereit, in diese Bedingungslosigkeit zu gehen. Das würde bedeuten, dass du dich ganz verlierst. Dass du dich verletzlich machst. Dass du deine Opferrolle aufgeben müsstest, dass du ins Leben einsteigst mit allem, was dazu gehört.

Ja, ich kenne fast keinen Menschen, der dazu bereit ist. Doch jeder Mensch will einen Menschen treffen, der bedingungslos liebt. Hmm, doch wer bleibt übrig, der dieses noch machen könnte, wenn keiner selbst diese Größe besitzt? Es gibt so viele Bedingungen, die der andere Mensch erfüllen muss, damit er von dir geliebt werden kann, wie zum Beispiel dich bedingungslos zu lieben, keine Ansprüche zu haben, keine Erwartungen. Er darf dich nicht verletzen und niemals verlassen, besonders nicht wegen eines anderen Menschen.

Die Liebe ist doch selbst bedingungslos, unendlich und grenzenlos. Um dieses zu erfahren, muss sie erst einmal durch Bedingungen gepresst werden.

Also, wenn nur du die Entscheidung fällen würdest, dass du bedingungslos liebst, wäre das schon ein Mensch mehr auf dieser Welt und viele andere Menschen würden in dir das Paradies widergespiegelt sehen. Doch ist es natürlich bequemer und sicherer auf jemanden zu warten, der dies für dich macht. Doch was würde passieren, wenn du diese Bequemlichkeit aufgibst? Diesen Schutzkeller der Einsamkeit? Würde das Leben dann wirklich böser und grausamer werden?

Das erste Mal, als ich die Bedingungslosigkeit erfahren durfte, hatte sich meine große Liebe von mir getrennt. Ich war wochenlang fertig und habe mir die Augen ausgeheult. Dieser Schmerz war so groß. Dieses Mädchen war alles für mich. Der Traum eines Menschen. Alle Hoffnung richtete ich auf sie. Hoffnung auf die bedingungslose Liebe, darauf, dass ich vielleicht einen Menschen gefunden habe, der alle meine Panzer durchschaut, bis zu mir vordringt und sich dann nicht abwendet, sondern mich liebt. Das, was ich wirklich bin, das, was ich aus Angst verstecke, weil ich befürchte, es könnte das Monster sein, das ich nur aus Märchen kenne.

Doch sie hatte den Weg gewählt, sich von mir abzuwenden und jemand anderen zu wählen, um ihm ihre Liebe zu schenken.

Der großartige Zufall wollte es, dass wir zusammen ein Seminar besuchten. Ich war wie gelähmt, konnte nicht mehr denken, wollte sie so sehr, wollte, dass auch sie mich will. Ich wollte auch, dass sie sieht, wie schlecht es mir geht, wollte, dass sie leidet, wollte, dass sie sieht, wie furchtbar sie ist; wenn ich nur genug leide, wird sie wieder zu mir kommen. Ich wollte die bedingungslose Liebe erpressen. Sie sollte sehen, wie furchtbar sie ist, sie sollte nicht glücklich sein, sie sollte vor Schmerz schreien. Ich schrie vor Schmerz. Ich wollte sie so sehr! Dann sagte der Seminarleiter, dass meine einzige Chance, das Leiden etwas zu erleichtern, Folgendes sei:

Ich sollte vor allen anderen Menschen im Seminar sagen, dass ich sie liebe und immer lieben werde. Gleichgültig, ob sie einen anderen hat oder ich sie nie wiedersehen werde, gleichgültig, was sie empfindet, ob sie mich will oder nicht. Gleichgültig, ob wir uns jemals wiedersehen oder wir jemals wieder zusammenkommen würden.

Na ja, natürlich wehrte sich in mir alles, diesen Vorschlag anzunehmen und in die Tat umzusetzen. Ich wollte ja, dass auch sie leidet. Und diese bedingungslose Liebe spürte ich ja auch nicht. Wenn ich das sagte, würde sie keine Schuld mehr haben. Würde es ihr gut gehen. Würde sie nie zu mir zurückkommen. Ich würde mich für immer ihr ausgeliefert haben. Ich würde ohne Mauern dastehen und mich auflösen. Also tausend Gründe, warum ich das nicht sagen konnte.

Aber dann war das Leiden so groß, dass ich es einfach machte. Ich stand auf. Alle Leute schauten mich an und ich sagte es. Und danach war es still in mir. In den nächsten Stunden breitete sich die Stille aus. Es gab keine Bedingungen mehr, um bedingungslos lieben zu können. Mein Ich, das sich an Bedingungen haftete, wurde von der Liebe überrollt. Mich gab es nicht mehr. Es gab keinen Halt mehr. Es war still und es gab nur Liebe. Ich hatte etwas gemacht, was ich niemals für möglich gehalten habe. Ich hatte mich verletzlich gemacht. Ich hatte alles gezeigt, was ich bin. Mein Ich löste sich in Liebe auf. Es war nicht mehr wichtig, ob sie jemals wieder mit mir zusammenkommen würde. Die Hoffnung auf ihre Anwesenheit, dass sie mich bedingungslos lieben würde, damit ich endlich ich selber sein konnte, hatte sich aufgelöst. Es gab ja jetzt auch schon nur die Liebe, die bedingungslos war. Es war kein anderer Mensch mehr dafür nötig. Denn meine Liebe selber war nun bedingungslos.

Der Teufelskreis an Gedanken und Gefühlen wurde einfach unterbrochen. Ich konnte das wahrnehmen, was dahinter lag und nie anders war. Die Natürlichkeit des Lebens konnte wieder durchscheinen.

Nicht, dass diese Erfahrung besser ist als das, was du gerade erfährst und erlebst. Nicht, dass es darum geht, diesem Zustand hinterherzurennen. Doch kann ich verstehen, dass du denkst, dass dieser Zustand viel schöner ist als das, was du jetzt erlebst. Aber dann hast du dich wieder im Gefängnis der Bedingungen verfangen.

Alles das, was du jetzt erlebst, ist ja schon die bedingungslose Liebe, auch wenn sie anders erscheint, als du es dir wünschen würdest. Doch wir können eine kleine Übung machen. Warum nicht?

Natürlich fangen wir mit etwas Ungefährlichem an, da es auch da schon Bedingungen gibt, da es auch da schon einen Schmerz gibt, der dir weismacht, dass du getrennt bist. Nun hat jeder Mensch, aus Schutz vor Schmerzen, eine Mauer um sich aufgebaut. Jahrelang. Daher wird diese Übung dich wieder verletzlich machen, den ganzen Schutzwall in dir zum Einsturz bringen, denn: dahinter befindet sich das Leben.

Also: Setze dich bequem hin und denke an einen Menschen, den du magst.

Sage zu diesem Menschen Folgendes:

(Name des Menschen), ich liebe dich und werde dich immer lieben, gleichgültig, ob du mich liebst oder nicht.

(Name des Menschen), ich liebe dich und werde dich immer lieben, gleichgültig, ob du meine Liebe zurückweist oder nicht.

(*Name des Menschen*), ich liebe dich und werde dich immer lieben, gleichgültig, ob du vergänglich bist oder nicht.

(*Name des Menschen*), ich liebe dich und werde dich immer lieben, gleichgültig, ob du mich jemals verlassen wirst oder nicht.

(Name des Menschen), ich liebe dich und werde dich immer lieben, gleichgültig, ob du da bist oder nicht.

(Name des Menschen), ich liebe dich und werde dich immer lieben, gleichgültig, ob ich es spüre oder nicht.

Okay.? Gemacht? Super! Es geht nicht darum, dass du dich nun anders fühlst als vorher. Erwarte nichts, vielleicht wird sich etwas verändern, vielleicht auch nicht. Es ist nicht wichtig, in welchem Zustand du bist. Es gibt keinen, der besser ist als der, der jetzt wahrgenommen wird.

Nun geht's los. Mach das Gleiche mit einem Menschen, den du mal liebtest und der dich verletzt hat, oder sogar verlassen hat oder fremdgegangen ist oder gestorben ist etc. Am besten ist es, wenn du ein Bild von ihm besitzt. Schau es dir an. Wenn du kein Bild hast, stell ihn dir bildlich vor.

Sage zu dem Menschen Folgendes:

(Name des Menschen), ich liebe dich und werde dich immer lieben, gleich gültig, ob du mich liebst oder nicht.

(Name des Menschen), ich liebe dich und werde dich immer lieben, gleichgültig, ob du meine Liebe zurückweist oder nicht.

(Name des Menschen), ich liebe dich und werde dich immer lieben, gleichgültig, ob du vergänglich bist oder nicht.

(Name des Menschen), ich liebe dich und werde dich immer lieben, gleichgültig, ob du mich jemals verlassen hast oder nicht.

(Name des Menschen), ich liebe dich und werde dich immer lieben, gleichgültig, ob du da bist oder nicht.

(Name des Menschen), ich liebe dich und werde dich immer lieben, gleichgültig, ob ich es spüre oder nicht.

Gemacht? Klasse! So, das war es für heute, lass es wirken. Alles passiert von alleine. Das, was nun da ist, von dem du vielleicht einen Hauch erfahren hast, ist der natürliche Zustand.

Und was ist mit dieser verhexten Selbstliebe?

Was wäre, wenn du selbst derjenige wärst, der unendlich und bedingungslos liebt? Was wäre, wenn du nicht mehr auf einen anderen Menschen warten würdest, damit er dich liebt? Du drehst das Ganze um, liebst ihn zuerst und dehnst diese Liebe auf dich selbst aus. Du musst auf niemanden mehr warten, kein anderer Mensch wird dich erlösen können. Nur du. Alleine stehst du da und schaust dich an. Bedingungslos. Ohne Wertesystem. Einfach das, was da ist und das darf sein. Nicht morgen oder gestern, nein, nur hier und jetzt. Alles, was gerade erscheint, darf sein. Bedingungslos erscheint es in Liebe. Weil es sonst nicht erscheinen könnte. Alles darf da sein. Sogar eine Stimme, die sagt, dass du nicht liebenswert bist. Sogar diese Stimme wird geliebt, einfach dafür, dass sie erscheint. Was wäre, wenn dein Leben nur aus Bedingungslosigkeit bestehen würde? Stelle es dir einmal vor. Wie würdest du zu dir sein? Was gäbe es noch für Erwartungen? Auch wenn alles in dir schreit, dass du nicht liebenswert bist und du das nicht kannst? Mach es trotzdem. Stelle es dir einfach vor, wie dann dein Leben wäre.

Pause für ein paar Sekunden.

Wie würdest du mit dir und anderen Menschen umgehen? Wie würdest du jetzt fühlen? Was wärst du jetzt? (Keine Angst, du wirst dich nicht dauerhaft und nun für immer lieben. Das wird nur für diesen einen Moment gehen, weil du dich selber überraschst. Danach wirst du vorbereitet sein und neue Panzer gegen Überraschungen hochgefahren haben, doch jetzt und hier bist du überrumpelt und kannst dich noch überraschen lassen. Also keine Panik, so schnell wirst du nicht für immer in die Glückseligkeit eintauchen können. Daher nutze diesen Moment aus. Lass dich überraschen!)

Liebe dich für eine Sekunde, total und bedingungslos. Lass dich einfach in diese Sekunde hineinfallen, auch wenn es hier und jetzt deinen Tod fordert. Du wirst sterben in dieser einen Sekunde. Genieße es!

Eine Sekunde ...

So, Überraschung vorbei? Dann, nun zurück zum normalen Wahnsinn! Es muss doch etwas geben, was dauerhafter ist ...

Wenn Bedingungen aufhören, erfährst du vielleicht, dass es gar nicht darum geht, von jemand anderem geliebt zu werden. Denn dann bist du immer wieder auf der Suche nach der Liebe, nach irgendetwas, was dich erlösen könnte: einem anderen Menschen.

Doch natürlich findest du dich ja selber nicht liebenswert, d. h. auch, wenn der andere dich irgendwann einmal lieben würde, würdest du es ihm absolut nicht glauben. Und wenn er dich liebt, dann bestimmt nur deswegen, weil er dich noch nicht gut genug kennt: Deine ganzen Abgründe, deine ganzen Neurosen, alles das, von dem du denkst, dass du das bist.

Wenn du also jemals jemanden finden solltest, der dich absolut liebt, wird dein ganzes Bestreben sein, ihn davon zu überzeugen, dass du Recht hast, nicht liebenswert zu sein. Du bist also auf der Suche nach etwas, was dich ins Unrecht setzen könnte. Es scheint aussichtslos und wie verhext: Das Recht-haben-Wollen (Selbstbild) kann niemals von einem anderen Recht-haben-Wollen (Selbstbild) wirklich geliebt werden. Eins von beiden müsste dann immer nachgeben und so etwas macht das Recht-haben-Wollen nicht gerne. Vielleicht mal für ein paar Sekunden oder noch weniger, aber immer mit dem Ziel, letztendlich doch Recht zu haben. Kein Selbstbild will sich auflösen.

Das Selbstbild ist mit einer Ich-Vorstellung verknüpft. Ein Ich kann daher niemals ein anderes Ich oder etwas anderes lieben, obwohl es doch solche Sehnsucht nach der Einheit und der letztendlichen Liebe hat. Es hat eigentlich Sehnsucht nach seinem eigenen Tod. Dieses Ich kann also niemals lieben und doch können schöne Gefühle erscheinen, von dem es dann behauptet, dass es Liebe ist. Diese kommen und gehen, je nachdem, wie stark das Recht-haben-Wollen wieder aufgeladen wird.

Liebst du dich selber?

Und wenn ja, was liebt da was?

Liebst du deine Persönlichkeit? Oder nur deinen Körper? Oder nur ein paar nette Charaktereigenschaften? Oder nur, wenn du auch geliebt wirst?

Ist diese Suche nach der Selbstliebe vielleicht nur eine nette, romantische Vorstellung?

Ist vielleicht dieses Gefühl, dass du dich nicht selber liebst, genau die Wahrheit, weil es gar nicht gehen kann? Ist das vielleicht nur eine neue Möglichkeit, sich von dem zu trennen, was jetzt da ist? In diesem Moment? In diesem Augenblick, gibt es da wirklich einen sinnvollen Grund, nicht schon grundlos die absolute Freude zu sein? Wenn alle Gründe über die Selbstliebe wegfallen, warum du diese z. B. jetzt nicht spürst und warum du sie nicht erreichen kannst, was würde dann bleiben?

???

Geräusche, Sehen, Atem ...

Wenn Bedingungen aufhören, siehst du vielleicht, dass es nur darum geht, selber zu sein. Doch dieses kann niemals von dir selbst erreicht werden. Es ist daher unmöglich, sich auch selbst zu lieben. Die Mantras, die manche Menschen vor sich hersagen, dass sie sich selbst lieben mit allem, was sie sind, sind nur ein kleines Trostpflaster, welches das Recht-haben-Wollen mal kurz aufatmen lässt. (Das hatten wir für eine Sekunde gemacht.) Das Ich, das sich selber lieben will, ist ja das, was sich selbst als Nicht-Liebe ansieht.

Du bist ja so ein sensibler Mensch, der das fühlt. Das Ich ist nur eine einzige große Trennung. Diese Trennung will nun etwas anderes lieben. Einen Teil von sich oder das Ganze an sich. Doch wie will etwas, was sich getrennt fühlt und eigentlich nur existieren kann, weil es sich getrennt fühlt, etwas lieben können?

Völlig unmöglich! Und noch eine Steigerung: Du wirst im Laufe des Buches sehen, dass es dieses Ich ja gar nicht in der Form gibt, wie man dir weismachen will. Daher ist die Art von Selbstliebe, die jeder Mensch haben will, eine einzige große Falle; deine Gefühle von unsagbarem Leid, Aufgabe und Ausweglosigkeit, Hilflosigkeit und Ratlosigkeit und absoluter Hölle sind also genau das, was nicht überwunden werden muss, damit die Liebe erscheint. Alles andere ist ein Zuckerguss, der darübergelegt wird, um dieses alles nicht mehr zu spüren. Dein Ich will sich also gar nicht selber wirklich lieben, es will nur ein paar schöne Gefühle haben. Das ist alles. Du jagst einfach diesen schönen Gefühlen hinterher, doch deine Jagd hat sich nun erschöpft.

Die Wirklichkeit scheint dir gnadenlos ins Gesicht und du hast nicht mehr die Möglichkeit, dich abzuwenden. Du wirst dich niemals selber lieben können oder jemand anderen. Diese unsagbare Qual spürst du. Doch die ganze Welt gaukelt dir vor, dass dein Spürsinn falsch ist und du glaubst diesem Irrsinn. Immer verzweifelter wird die Suche nach etwas Liebe, oder wie bei manch anderen Menschen nach der Ich-Losigkeit. Und wenn gesehen wird, dass du dich niemals lieben kannst und auch niemals geliebt wirst, dann kann auch etwas da sein. Etwas, das so neu und unbeschreiblich ist, dass du dir dann denkst: „Mein Gott, wie konnte ich das übersehen? Was für eine reine, schöne, unschuldige, tiefe und unendliche Liebe ist da! Ich musste gar nichts dafür tun, um zu lieben, denn die Liebe ist schon da. Natürlich! Es geht nur um das Sehen dessen, was jetzt schon da ist, was die ganze Zeit schon da ist. Nur das Sehen …!"

Sobald die Suche erscheint, sich selber endlich irgendwann einmal bedingungslos lieben zu können oder jemand anderen, ist das genau das, was dich scheinbar von der bedingungslosen Liebe trennt. (Ich schreibe „scheinbar", weil es ja keine Trennung gibt.) Wenn es bedingungslose Liebe gibt, ist sie hier und jetzt ohne Bedingungen da. Nur die Suche danach lässt sie in die Zukunft verschieben und sie wird hier und jetzt übersehen.

Wenn es bedingungslose Liebe gibt, umfängt und umarmt sie jetzt alles, was auftaucht. Bedingungslose Liebe erscheint als Gedanke: „Ich hasse mich!" Oder als Gefühl von Mangel und Minderwertigkeit oder als dunkles, unendliches Loch in dir. Das ist schon die Liebe, die erscheint. Sie zeigt sich zwar anders, als du es dir wünschen würdest (Lichtblitze und Engelschöre und unsagbar schöne Gefühle, die dir Tränen voller Ekstase und Schönheit hervorlocken), doch genau das, was erscheint, ist schon bedingungslos. Ohne die Suche danach gibt es keinen Weg mehr und keinen Abstand. Es kann nichts getan werden, um dort hinzukommen, denn es ist schon da.

Alles andere ist ein Märchen und eine gute Geschichte, produziert von den Hollywoodmachern und deinem Ich.

Schreibe ein paar Gefühle auf, die du jetzt hast, von denen du denkst, dass sie nicht die bedingungslose Liebe widerspiegeln.

1____

2____

3____

4____

5____

…

Dann gehe zu jedem Punkt und verändere deine Sichtweise.

Schau dir die Gefühle an, die jetzt da sind. Welche Gefühle begleiten die Gedanken: Ich hasse mich! Jetzt! Wo sitzt es? Wie fühlt es sich an?

Sieh dir jeden Punkt nochmals an und erkenne ihn als Ausdruck der bedingungslosen Liebe, die sich dir jetzt offenbart. Das ist alles. Und das wird alles verändern.

Es geht nicht mehr darum, gleichzeitig Recht haben zu wollen und lieben zu können. Diese unendliche Liebe ist nicht an Bedingungen geknüpft, denn sie ist schon immer da. Sie muss da sein, wenn sie bedingungslos ist. In dieser Unendlichkeit und dieser großen Liebe erscheint auch ein Ich. Nichts kann getan werden, um dahin zu kommen. Das Ich erscheint schon in der Liebe. Wenn du das erkennst, muss das Ich noch nicht einmal sterben oder sich auflösen. Es muss noch nicht einmal sein Rechthaben infrage stellen. Niemand muss dann kämpfen und sich anstrengen, um etwas zu erreichen, was schon längst da ist.

In diesem Buch wirst du vielleicht die Möglichkeit haben, das zu erfahren, was dahinter liegt; hinter der Maske des Ichs, das dich in die Irre führt. Vielleicht siehst du, was du ohne Maske und doppelten Boden bist. Vielleicht ist es jetzt schon anwesend und du schaust dir gerade selbst über die Schulter und fühlst die Freude, dass du die Maske durchschaust. Vielleicht bist du schon genau da, wo du immer sein wolltest, wenn du dich einfach mal entspannst.

Ich bin getrennt

Doch wie konnte es so weit kommen? Wieso hast du das Erleben dieser bedingungslosen Liebe verloren?

Betrachten wir das Leben an sich mal ganz nüchtern. Beginnendes Leben (Embryo) ist wachsend im umhüllenden Leben (Mama). Es gibt keine Trennung zwischen diesen Leben. Alles ist Einheit, lebendiges Sein.

Der Bauch der Mama, der während der nächsten neun Monate wärmt, versorgt und schützt, wird größer und zu seiner momentanen Welt. Dann wird das Leben (Baby) in ein anderes Leben (Welt) geboren. Diese Welt ist nun dafür zuständig, das Baby zu nähren. Es gibt keine Trennung zu dieser Welt, die das Baby mit Luft versorgt. Das eine Mal ist es eine Nabelschnur, das andere Mal sind es Luft und Lungen, die das Leben einen. Es gibt nichts außerhalb des Lebens. Alles, was erscheint, ist Leben. Jedes Gefühl, das auftaucht, ist eingebettet in diesen einen Moment. Alles darf sein. Alles ist gut. Alles hat seine Berechtigung und gehörte zum Leben dazu: Gedanken (falls es die gibt), Gefühle, Dinge, Steine, Bäume und Kloschüssel. Da alles wahrgenommen wird, ist alles voll vibrierenden Lebens. Leben ist, einfach ausgedrückt, ein Spiel von Farben, Gefühlen, Formen und Geräuschen. Nichts wird ausgeschlossen und nichts wird verstanden. Es fließt unendlich.

Der Zustand eines Babys ist so unbegreiflich und wunderhaft. Wir haben ihn vergessen und sehnen uns so sehr danach. Alles, was passierte und in unser Wahrnehmungsfeld eintauchte, war etwas, was zu uns gehörte. Es gab noch keine Wahrnehmung, die die Welt von uns trennte. Alles, was geschah, geschah ohne Anhaftung. Wenn Hunger da war, war er da und Schreien drückte dies aus; dann war Lachen da und Lachen geschah. Es wurde an nichts festgehalten, es gab noch keine dramatischen Geschichten zu einzelnen Emotionen oder körperlichen Empfindungen. Alles passierte und durfte auch passieren. Es gab keinen Widerstand, es gab nur Sein, das nirgendwo aufhörte, ungefiltertes Leben, das sich ausdrückte und wahrnahm.

Wenn Sehen passierte, sah dieses Sehen strampelnde Beine und rudernde Hände. Da waren Empfindungen, aber es gab keine Trennlinie zu den Nichtbeinen und den Nichthänden, die sonst noch wahrgenommen wurden. Es gab nichts, was nicht Leben war. Es gab nichts, was nicht Einheit/Leben war.

Das Leben machte noch keinen Unterschied zwischen dem, was unter der Haut und dem, was außerhalb der Haut war. Um eine Ahnung davon zu bekommen, stelle dir diesen Zustand einmal vor. Um dich herum ist alles Mama. Du bist sozusagen in ihrem Bauch. Alles, was du jetzt siehst, ist das Leben, das du selbst auch bist. Es umgibt dich jeden Moment, schenkt dir Schutz, Nahrung und Luft. Du atmest Leben ein, das das Leben durchdringt. Gedanken kommen und gehen und gehören auch zum Leben. Doch kein Gedanke beurteilt das Leben und gibt der Trennung dadurch Nahrung. Alles ist bedingungslos. Die Liebe ist unendlich, grenzenlos.

Fühle deinen Atem und stelle dir vor, er wäre eine Art Nabelschnur. Leben im Leben.

Atme

ein

und

aus

Fühle den Atem

Atme tief

ein

und

aus

und …

Das ist deine Nabelschnur

Deine Verbindung zum Leben

Das, was dich am Leben hält

Luft ist Mama

alles ist eins

alles ist Mama

bist du selbst

es gibt keinen Unterschied

Atme tief ein und aus

fühle den Atem

der dich am Leben hält

Alles ist bedingungslose

Liebe

unendlich

grenzenlos

Atme ein und aus

So aufwachen!

Das war es schon wieder im unendlichen Schoß der Mama. Jetzt geht es zurück in die harte Realität, in den Traum der Trennung. Es geht nicht darum, wieder ein Baby zu werden. Dafür bist du viel zu groß und zu dickköpfig. Der Zug ist schon längst abgefahren.

Doch geht es darum zu erahnen, dass der Zustand, in dem ein Baby war, indem du warst, der natürliche, lebendige Zustand ist, der jedem Menschen innewohnt. Er schreit danach, wieder hervorkommen zu dürfen. Er schreit so laut, dass du am liebsten dein Herz taub stellen willst, um den Schmerz nicht zu spüren. Doch darf dieses sein. Du darfst sein mit allem, was du bist. Vielleicht ist das näher am Leben als deine Gedanken, die alles einordnen wollen. Die dich vom Leben trennen wollen. Sie sagen, dass du nur ein kleines, unwichtiges Staubkorn bist, für das sich weder die Welt noch die Menschen interessieren und weshalb du eines Tages weggefegt wirst. Es ist einfach echt schwer vorstellbar: Ein Baby, das depressiv in seiner Wiege liegt und ängstlich an die Zukunft denkt. Daran, dass es nicht geliebt wird, auch wenn es die Mama zum hundertsten Mal alleine gelassen hat. Babys sind einfach manifestiertes, in sich ruhendes Sein. Die Gefühle sind genau das, was sie sein sollen und drücken sich total natürlich aus. Und wenn geweint wird, kann in der nächsten Sekunde auch wieder gelacht werden. Es gibt nichts, woran ein Baby festhält.

Aber du bist ja nicht alleine auf der Welt!

Es gibt sehr viele Menschen, die bereits glauben, getrennt zu sein und die glauben, Schmerzen vermeiden zu müssen, also nicht mehr ein Ausdruck der absoluten Liebe zu sein scheinen. Ja, genau: wie zum Beispiel deine Eltern. In ihrer Rolle, die sie in den ersten Jahren deines Lebens erfüllten, fingen sie auf einmal an, so etwas wie „du" oder einen Namen (der du sein solltest) zu sagen. Wenn du darauf hörtest, freuten sie sich, weil du ihre Erwartungen erfülltest.

Du, als Baby, das ja nun nicht mehr im Bauch der Mutter war, sondern nun (symbolisch gesehen) die Lungen und den Atem als Nabelschnur hattest, bewegtest dich in einem Meer von Farben und Formen. In diesem Urzustand des Vertrauens und des Versorgtwerdens erschien ein Name, eine Vorstellung. Die großen Personen, von denen der Name kam, waren auch in Einheit. Sie hatten aber schon die Vorstellung, getrennte Wesen zu sein. Diese Personen lebten in dem Meer von Farben und Formen, so, als ob sie vom Leben abgeschnitten wären und jeder ein Individuum oder besser gesagt, nur ein Objekt sei. Sie umgab eine richtige Energie der Trennung. Eine Glasglocke des schmerzfreien Lebens. Diese Personen, die dich großzogen, nahmen die Welt ganz anders wahr. Sie filterten das Leben durch ihre Vorstellungen. Wenn sie etwas wahrnahmen, wurde dieses auf ein Objekt reduziert. Du wurdest nicht mehr total als Ganzes und als Einheit gesehen und gefühlt, sondern es wurde einfach nur eine Vorstellung von dir gesehen.

Langsam schlich sich ein Trennungsgefühl ein. Das, was du wirklich bist und das, was du zu sein scheinst. Da, wo Gedanken auftauchten, vielleicht nur einzelne Wörter oder Gefühle, die niemandem gehörten, da es nur Einheit/Leben gab, wurden sie nicht mehr als Ganzes gesehen und gefühlt. Es entstand ein Verlangen und eine lebensnotwendige Sehnsucht. Trennung, die als Schmerzvermeidung gedacht war, verursachte nun selber Schmerzen. Doch diese müssen vermieden werden. Und das, was vermieden werden muss, ist nicht mehr Teil des Lebens, der Einheit. Es gab nun also Gedanken und Gefühle, die nicht ins Leben passten und denen man am liebsten aus dem Weg ging. Das Leben, das vorher nur Leben war, wich dem Gefühl, dass im Leben auch etwas existiert, das nicht zum Leben dazugehören sollte und das war das, was du ganz bist.

Die Ursprungs-Trennung wurde verdrängt und äußert sich als Leiden, manchmal als starke Depression, Minderwertigkeit, Einsamkeit und manchmal nur als leichtes Unwohlsein. Die Gefühle können abgemildert werden, doch werden sie immer in der Tiefe lauern. Daher kannst du niemals dem hartnäckigen Flüstern entkommen, das bettelt:

„Bitte, bitte ich möchte zurück in die Einheit! Zurück in die Welt, in der alles sein darf, aber diesmal bitte nur mit schönen Gefühlen!“

Die Trennung zu/von der Welt musste benannt werden. Damit man sich in einer Welt der Trennung zurechtfinden und besser schützen konnte, musste ein sprachlicher Begriff her, der die Abgrenzung unterstützte und den andere Menschen so gerne benutzten. Das Wort „Ich”' wurde übernommen.

Das war sehr hilfreich, um mit anderen Menschen über dies oder jenes reden zu können: über das Wetter, über Kriege, über Sehnsüchte, Wünsche. Über das, was man will; was getan werden muss, um die Welt zu retten oder darüber, wo es das nächste Eis gibt. Womit der andere einem wehtut und dass er zum Teufel gehen kann. Auf einmal gab es da draußen eine Welt (du), die dem Körper hier (ich) etwas zufügen konnte.

Du wurdest nie wirklich von deinen Eltern oder anderen Menschen ganz gesehen und ganz gefühlt und bist nun auf der Suche nach jemandem oder etwas, das dich ganz wahrnimmt und ganz fühlt. Ohne Vorstellungen, ohne dass du eingeordnet wirst, ohne dass du vorgeben musst, etwas anderes zu sein.

Deine Eltern konnten nicht anders, so wie du nun nicht anders kannst und wie jeder andere Mensch auch. Und jeder ist auf der Suche nach diesem „ganz gesehen und gefühlt zu werden". Wenn du dich einem Menschen öffnest und dieser dich dann ablehnt, kann es dir so erscheinen, als würdest du sterben. Todesangst und unendlicher Schmerz können sich auftun. Daher begegnest du den Menschen schon von vornherein mit Widerstand und Angst. Niemand ist dieser Aufgabe gewachsen und andere Menschen werden immer daran scheitern. Keiner kann sie jemals für dich lösen.

Du bist scheinbar ein Jemand geworden und dieser Jemand kann sich nur wahrnehmen, wenn er glaubt, ganz alleine auf der Welt zu sein. Es sieht so aus, als wenn dich Einheit/Leben abgelehnt hätte. Dich – diesen Jemand – sozusagen hinauswarf, da du nicht genug für sie warst. Das sagt der Glaube an die Trennung. Das, was du wirklich bist, ist es nicht wert, in der Einheit/Leben zu bleiben. Du bist es nicht wert, zu sein, du bist nicht liebenswert, denn du wurdest scheinbar nicht gewollt.

Daher wird die Sehnsucht nach Einheit/Leben entweder als

Schmerz wahrgenommen oder aber - je nachdem, welche Persönlichkeit du hast - könnte es auch sein, dass du auf Einheit/Leben wütend bist.

Du siehst schnell, welcher Typ Mensch du bist, wenn du auf deine Beziehungen schaust. Wenn andere Menschen dir nahe gekommen sind, sie dir gezeigt haben, dass du liebenswert bist, dass sie bei dir sein wollen und dich meinten – hast du sie dann vergrault? Egal, aus welchen heroischen Gründen? Hast du sie von dir gestoßen, subtil oder auch laut? Hast du ihre Liebe, aus welchem Grund auch immer, von dir gewiesen? Machte dir diese Liebe Angst?

Oder warst du eher dieser Typ, der nicht genug kriegen konnte? Du wolltest immer mehr haben. Je deutlicher dich der andere abgewiesen hat, umso gieriger wurdest du nach seiner Liebe. Du hast immer mehr versucht, dem anderen nahe zu kommen – bis zu dem Punkt, dass du ihn eigentlich am liebsten verschlingen wolltest, um dich ganz in ihm aufzulösen. Zwei total gegensätzliche Arten, die Einheit – das Leben zu vermeiden; jedes Fühlen der Einheit, jede Spur von ihr, weit von dir zu weisen, um dich in deiner Einsamkeit sicher zu fühlen.

Doch dein Grundgefühl ist immer ein ständiges leichtes Rauschen. Dieses Rauschen erinnert dich daran, dass du nicht gewollt und damit nicht liebenswert, nutzlos und ein Versager bist. Dieses Grundrauschen, das auch das Leben ist, wurde durch den Glauben an die Trennung mit immer neuen schmerzhaften Inhalten in Verbindung gebracht. Ein Rauschen, das dich ständig begleitet und dich daran erinnert, wie furchtbar du bist. Nun versuchen einige Menschen ihr Selbstwertgefühl etwas aufzubessern, indem sie gute Sachen machen oder in Therapien gehen oder sich hundertmal am Tag sagen, dass sie liebenswert sind. Oder sie versuchen, ihre Gedanken anzuhalten oder ihrer selbst gewahr zu werden. Doch übersehen sie, dass alles durch den Glauben an die Trennung geschieht. Sie bemühen sich, diesen

Schmerz der Ablehnung von der Einheit/Leben etwas abzumildern, indem sie versuchen, das Grundrauschen zu übertönen. Doch das ist und bleibt immer da. Dieses Rauschen war schon immer da, doch damals stand es für Lebendigkeit, Einheit und Liebe.

Und nun? Erinnerst du dich!

Deine ganzen Mauern, die du aufgebaut hast, um dich zu schützen, verstärken die Illusion, dass es etwas gibt, was geschützt werden muss. Es wird nur aus dem Schutzbunker heraus gelebt, um dieses Rauschen zu unterdrücken. Jeder Gedanke und jedes Gefühl, das auftaucht, ist ein Beweis dafür, dass es Trennung gibt, dass die Angst und die Mauern berechtigt sind. Nun wird an den Mauern gearbeitet und geschliffen, sie werden verteufelt und therapiert, um wieder schöne Gefühle zu haben. Doch die Angst bleibt, dass du verletzt werden könntest, wenn die Mauern "gefallen" sind. Dass das, was du bist, in Schmerzen aufschreit, weil es nackt und schutzlos da steht und dadurch vernichtet werden könnte.

Solange du glaubst, dass ein „Ich“ existiert, besteht auch die Möglichkeit, dass es verletzt werden kann. Solange also dieser Gedanke erscheint, errichtest du eine Mauer, um dich zu schützen. Diese Mauer ist die Trennung, die du jedoch selten als solche wahrnimmst. Denn diese Mauer wird nun als dein Ich angesehen. Du hältst schließlich diese Mauer für dich selber, obwohl du ja eigentlich durch diese Mauer geschützt werden willst. Doch ist da nichts, was beschützt werden müsste und könnte. Das war nur ein kleiner witziger Gedanke gewesen, um den eine Stadt errichtet wurde. Niemals mehr wurde hinterfragt, was eigentlich diese Stadt zu schützen versucht und was passieren könnte, wenn es sie nicht mehr gäbe.

Ein Schutz ist nur dann scheinbar nötig, wenn etwas Schützenswertes angegriffen werden kann. Also muss „dort draußen“ etwas Gefährliches existieren. Durch die Mauer, glaubst du, dir eine vermeintliche Sicherheit schaffen zu können. Jedoch ist sie kalt und tot, denn das Leben prallt einfach an diesem Widerstand ab. Falls doch ein winziges Durchkommen geschieht, wird die Barrikade noch höher und mit noch mehr Selbstschussanlagen ausgestattet. Die Angst vor Verletzung bekommt somit eine eigene Dynamik und läuft auf Autopilot: Je massiver das Leiden, desto dicker die Mauer. Das Leben will aber durch sie hindurch - immer und immer wieder! Es ist die Abwehr der Lebendigkeit, die so weh tut. Sie verursacht den eigentlichen Schmerz.

Daher ist der Preis eigentlich ein geringer, diese Mauern fallen zu lassen, um wieder lebendig zu werden. Eine Welt ohne Trennung zu erleben, funktioniert nur, wenn die Waffen beseitigt und Mauern abgetragen werden. Umso mehr können Liebe, Freundlichkeit und Freundschaft wieder durchschimmern. Jedoch das Gegenteil wird geglaubt - und genau das ist der Wahnsinn bzw. das Versprechen des Schutzes.

„Was ist eigentlich dieser Schutz?“, fragst du dich. „Wo ist er? Und was hat er mit mir zu tun?“

Bitte spanne eine Hand zu einer Faust, drücke fest zu, halte sie geschlossen. Drücke immer mehr. Während du dieses liest, lass sie extrem angespannt und halte sie geschlossen, drücke fest zu.

Das ist unangenehm, richtig?

Aber das ist genau das, was du in jedem Moment deines Lebens machst. Du hast Widerstände gegen das, was du gerade erfährst. Gleichgültig, was immer es auch sei. Dieser Widerstand ist so tief in dir verwurzelt, dass er sich erst zeigen kann, wenn die Anspannung wieder weg ist, denn sonst denkst du, dass das Leben so ist und diese Anspannung einfach dazugehört. Diese Anspannung ist dein Trennungsgefühl.

Je länger du die Faust geschlossen hältst, umso mehr bekommst du das Gefühl, dass du das, was sich darin befinden könnte, schützen musst.

Halte deine Faust immer noch in der Anspannung geschlossen!

Die Widerstände gaukeln dir vor, dass sie etwas schützen: deinen Kern – das, was du bist! Ohne diese Anspannung wärst du dem Leben schutzlos ausgeliefert. Die Faust ist jederzeit bereit, jemand anderen oder dem Leben an sich, eine reinzuschlagen. Dies ist die Haltung eines Kämpfers, der überall Gefahr wittert.

Oder einfach wie jetzt: Sie öffnet sich von selbst, trotz aller Widerstände. Immer weiter öffnet sich deine Faust, sie gibt sich hin. Und - was ist drin? Ja, nichts ... Nichts wurde geschützt. Die Entspannung, die du jetzt fühlst, ist dein Geburtsrecht. Das bist du ohne Widerstände. Einfach das Leben, das jetzt umarmt wird; gleichgültig, was immer auch auftaucht. Das, was geschützt werden muss, ist nur eine Idee, die Idee von einem Ich. Doch bist du noch da, wenn die Anspannung nicht mehr da ist. Was dann ohne Anspannung bleibt, kann nur erfahren werden. Kein Mensch auf dieser Welt kann dir glaubhaft erklären und vermitteln, wie sich die Nicht-Anspannung anfühlen würde, wenn du die Faust öffnest. Kein Mensch auf dieser Welt kann für dich die Faust öffnen. Es passiert einfach, immer dann, wenn es genug ist.

Das energetische Gefühl des Schutzes kannst du weder durch eine Technik bzw. Methode auflösen, sondern einfach nur dadurch, dass du dich verletzlich machst, ohne zu wissen, wie das geht; denn du wusstest ja auch nicht, wie es geht, diese Mauern zu errichten und weiter aufrechtzuerhalten. Es sind weder lange Abrüstungsverhandlungen, noch Verträge und vermeintliche Sicherheit bezüglich der Zukunft notwendig. Nur dieser jetzige Moment lässt jede Mauer in sich zusammenfallen. Dafür wird nur deine Bereitschaft benötigt, dich ganz verletzlich für diesen Moment zu machen. Nicht in diesem Moment, sondern für ihn. Die Faust öffnet sich einfach.

Stelle dir ein Leben ohne diese Mauer vor! Wähle für nur einen Moment die Möglichkeit, dass es keine Mauer gibt und niemals geben wird. Absolute Offenheit für diesen Moment. Absolute Verletzlichkeit für diesen Moment. Jetzt!

Pause

Was bleibt jetzt? Was atmet sich gerade jetzt durch dich? Ist es nicht einfach nur das unbekannte, das verletzliche, das zarte Leben? Immer und immer wieder?

Wenn du ein Zittern spürst von unendlicher Unsicherheit, dann ist das ein gutes Zeichen. Du stellst dich selber in Frage und das Leben antwortet: unbekannt und voller Abenteuer. Das, was dann noch da ist, das bist du! Denn was du wirklich bist, kann niemals angegriffen werden. Ohne Mauer kann auch ein nein da sein, ein spontanes Gefühl auf Berührung. Ohne Mauer kann sogar Abgrenzung da sein, einfach weil es fließt und auch das Leben ist.

Vielleicht werden ohne Schutz Tränen aufsteigen, vielleicht wird das Herz vor Aufregung klopfen, vielleicht macht sich aber auch ein sanftes Gefühl von Freude und Lebendigkeit bemerkbar. Ohne Schutz, ohne Trennung und ohne „Ich". Es ist einfach „nur" das Leben, das berührt. Ohne Mauer bist du mitten im Leben und Reaktionen passieren einfach, das Leben antwortet auf sich selber!

Abgelehnte Gefühle

Hinter jeder Selbstablehnung, hinter jedem Gefühl von Minderwertigkeit, liegt immer die Abspaltung von dem, was du wirklich bist. Sobald du nicht mehr dem Wertesystem von Gefühlen entsprichst, die du mal übernommen hast, entsteht Trennung vom Leben. Sobald auch nur das kleinste Gefühl auftaucht und dieses weggeschoben wird, ist da auch schon Selbstablehnung. Sofort ist der Glaube da, dass du dich nur lieben kannst, wenn dieses Gefühl nicht mehr da ist und daher wird es noch weiter abgelehnt. Du treibst noch tiefer in die Mühle der Selbstablehnung. Das passiert alles ganz automatisch - wie auf Knopfdruck.

Dein Gefühl der Wertlosigkeit ist einfach ein Echo der Trennung. Je mehr du dich von ihr abwendest, um schöne Gefühle zu finden, umso lauter wird das Echo werden.

Es wird immer weiter gesucht. Es wird immer weiter nach etwas gesucht, das sich schön anfühlt. Jede Suche beinhaltet das Versprechen, dass es besser werden wird. Irgendwann gibt es nur noch angenehme Gefühle. Irgendwann ist das Leben ein einziger Vergnügungspark, in dem man in Leichtigkeit und Glückseligkeit herumschwebt. Die Suche, die diese Trennung nach etwas Besserem weiter aufrecht erhält und die

Ablehnung negativer Gefühlen unterstützt, verspricht irgendwann, die Einheit zu finden. Dort, wo wieder alles sein kann und darf und sich dadurch die Liebe ausdrückt. Doch ist das nur ein weiterer Antrieb, das Jetzige zu vermeiden und abzusondern. Das Kind in dir weiß es. Das Kind in dir ahnt noch die Möglichkeit, alles sein zu dürfen. Das ist die eigentliche Sehnsucht. Dann wären wir wieder im Paradies. Dann wären wir wieder in der Liebe. Wenn alles sein darf, wenn jede Vorstellung und jedes Rechthaben darüber, welche Gefühle jetzt sein dürfen, stirbt.

Der einzig mögliche Ausweg ist, absolut und total zu sehen, dass jedes Gefühl, das sich jetzt zeigt, genau richtig ist. Alles hat seine Berechtigung und seinen Wert. Jedes Gefühl beinhaltet den Augenblick. In den Gefühlen gibt es keine Vergangenheit oder Zukunft, sondern nur diesen einen köstlichen Moment. Wenn dieser wieder, mit all seinen Schattierungen und Farben, sein dürfte, dann wäre er das, was du immer wieder gesucht hast. In diesem Augenblick gibt es keine Minderwertigkeit, sondern nur den Wert der Gefühle, die jetzt da sein dürfen.

Dein Wert würde nicht mehr davon abhängen, welche Gefühle oder Gedanken du zulassen kannst und welche du schaffst, abzulehnen. Dein Wert würde nicht mehr davon abhängen, wie sehr es dir gelingt, das Leben zu vermeiden. Nicht mehr, wie sehr es dir gelingt, den Wertvorstellungen deiner Eltern nachzueifern oder diese zu bekämpfen. Ihre Wertvorstellungen hast du verinnerlicht. Vielleicht gehst du auch ihren Weg, vielleicht versuchst du aber auch, genau den entgegengesetzten Weg einzuschlagen. Aber immer mit der Hoffnung nach Erlösung, nach dem Kind, das alles sein durfte.

Warum, wieso ausgerechnet dieses Gefühl oder dieser Gedanke, fragst du dich vielleicht manchmal. Doch dann bist du wieder damit beschäftigt zu entschlüsseln, welche Bedeutung dahinter steckt und überlegst, welche Gefühle oder Gedanken du vermeiden oder suchen sollst. Dann läufst du wieder zu Doktoren oder liest solche Bücher, wie dieses hier, um dem Gefängnis zu entkommen. Dafür gibt es keinen Grund. Es gibt kein Trauma in deiner Kindheit, das gelöst werden muss. Vergebung ist ein Märchen. Es gibt keinen einzigen Grund, der gelöst werden muss, bevor du wieder fühlen darfst. Es gibt keinen Grund, irgendein Gefühl oder Gedanken in dir verändern zu müssen. Keinen einzigen!

Der einzige Grund wäre der, dich dann wieder auf den Weg der Suche zu machen und damit auf den Weg der Bedingungen und damit auf den Weg der Ablehnung des Lebens. Damit hättest du wieder ein Ziel im Leben und das Rechthaben und die Vorstellungen können dich weiter antreiben.

Doch das Eigentliche, das du gesucht hast, war eigentlich nur der jetzige Augenblick mit allem, was gerade da ist. Also etwas, das immer da ist, das nie gesucht werden muss und das dich niemals verlassen kann. Das dir das totale Leben zeigt. Darin offenbart sich der Wert des Lebens. Das ist der einzige Sinn. Wieder das zu sein, was vollkommen in diesem Augenblick alles fühlen oder denken darf. Wenn das, was jetzt auftaucht, sein darf, gibt es kein Leid. Auch wenn es sich in Schmerz oder Dunkelheit äußern sollte.

Leid entsteht nur, wenn etwas nicht da sein darf und etwas anderes gesucht wird, als das, was jetzt da ist. Diese Vermeidung des momentanen Gefühls ist Leid. Das Gefühl an sich ist niemals Leid. Es ist immer dieser eine köstliche Augenblick, der alles beinhaltet. Wenn Leid bei dir erscheint, gleichgültig in welcher Situation, ist das immer ein Zeichen, dass du ein bestimmtes Gefühl oder einen Gedanken, die jetzt da sind, ablehnst. Du suchst dann etwas anderes, als das, was durch sein jetziges Erscheinen von dir angenommen und geachtet werden will. Das ist das Leid. Vielleicht empfindest du Hoffnungslosigkeit oder aber Ohnmacht. Gefühle, die du nie spüren willst und immer schnell wegschiebst. Dieses Gefühl des Lebens soll anders sein. Du willst dich verändern, alles willst du verändern. Und dann reagierst du so, wie du immer reagierst, um nicht zu fühlen, was da ist – mit Depression oder Wut - immer und immer wieder.

Doch wenn du zulässt, dass das Gefühl, das jetzt da ist, auch da sein darf, dann kann die radikalste Veränderung stattfinden, die du je im Leben erlebtest. Auf einmal ist dein Muster durchbrochen. Du brauchst nicht mehr wie üblich, mit deinen übernommenen Verhaltensstrukturen auf das, was auftaucht, zu reagieren. Auch wenn du dies schon seit Jahrtausenden praktizierst. Die Veränderung passiert. Du veränderst dich sofort und tief. Wenn du siehst, dass das, was jetzt da ist, sich nicht verändern muss, sondern da sein darf, dann geschieht das Wunder! Du bist auf einmal jemand, der das Leben umarmt, sich selbst und jedes Staubkorn.

Dann werden Reaktionen von dir kommen, die dich überraschen. Immer wieder neu wird dein Reagieren sein. Es gibt kein festes Verhaltensmuster mehr, weil nichts mehr geschützt werden muss. Dann fließt das Leben und deine Gefühle und Gedanken werden neu und immer wieder neu sein, frisch und lebendig. Ist das nicht die größte Veränderung, ist das nicht deine größte Sehnsucht? Endlich das zu sein, was du bist? Was immer da war? Dieses Gefühl jetzt! Dieser Gedanke jetzt! Jedes Mal, wenn du leidest, halte an, untersuche dich und schau, was jetzt nicht da sein darf - und dann? Dann hast du es ihm schon erlaubt, zu sein. Weil du es jetzt wahrnimmst und es das Leben ist.

Vielleicht siehst du dann, dass du keinem Gedanken oder auch keinem Gefühl erlauben musst, da zu sein. Du musst nichts annehmen, damit es fließen kann, denn bevor auch nur ein Gedanke oder ein Gefühl da war, bist du schon anwesend.

Wenn du im Theater die Bühne betrittst, um eine Figur zu spielen und auf der Bühne Gedanken und Gefühle entstehen, hattest du schon vorher „Ja“ zu ihnen gesagt, gleichgültig, was da kommen wird. Du warst einverstanden und bist der Boden für das, was erscheinen darf. Auf der Bühne siehst du, dass du nicht die Gedanken und Gefühle bist, sondern das, was ihnen erlaubt, zu sein. Du bist nicht die Figur oder das Selbstbildnis, du bist alles. Du bist das, was das Unendliche schon längst umarmt hat.

Und nun? Du stehst auf der Bühne des Lebens und bist deine Figur, schon lange, bevor auch nur ein Gedanke oder auch nur ein Gefühl erscheint; gleichgültig, welches auch da ist. Dein wahres Zuhause ist das, was schon zu allem „Ja“ gesagt hat. Ansonsten könnte es nicht erscheinen.

Nun gibt es clevere Menschen, die behaupten, dass vor jedem Gefühl ein Gedanke stehe. Ändere die Gedanken und du änderst auch die Gefühle und somit dein Leben. Dann bist du glücklich und wirst nie wieder Schmerzen erleiden. Ändere nur deine Gedanken. Doch wie wir gesehen haben, können Gedanken nicht verändert werden, da du keinen Einfluss auf sie hast. Was ist der nächste Gedanke? Was wirst du als Nächstes denken? Einfach unmöglich. Gedanken können nicht verändert werden.

Was wäre, wenn das Leben noch viel wunderhafter wäre, als wir es uns in unseren kühnsten Träumen ausmalen können? Was wäre, wenn es keine Trennung von Gefühlen und Gedanken gäbe? Was wäre, wenn Gefühle einfach auftauchen? Aus diesem unendlichen Universum? Einfach so? Was wäre, wenn die Gedanken zu den entsprechenden Gefühlen auch einfach nur auftauchen. Einfach so. Du verspürst eine Freude, der Gedanke begleitet die Freude auf Himbeereis. Beides taucht einfach auf. Das Einzige, was zählt, ist das Gefühl. Das ist der jetzige Moment. Das ist das Leben. Das Einzige, was zählt, ist der Gedanke. Ist das Bild von einem Himbeereis. Doch es bedeutet nicht, dass die Freude wegen des Bildes vom Himbeereis da ist.

Es bedeutet nicht, dass der Gedanke notwendig ist, um Freude zu fühlen. Das Leben ist einfach da. Es zeigt sich jetzt in Form eines Gefühls und jetzt in Form eines Gedankens. Es sind irgendwelche Wörter, die auftauchen, die aneinandergereiht scheinbar einen Sinn ergeben. Dieser Sinn, den einzelne Wörter in einem ganzen Satz ergeben, soll dafür zuständig sein, dass das dazu passende Gefühl in dir erscheint? Nein, es sind einfach ein paar Wörter, die auftauchen. Mit dem Gefühl zusammen. Völlig sinnlos. Der Sinn wird durch das Rechthaben geboren. Neue Wörter, die einzelne Gedanken in einem Satz erscheinen lassen. Diese Gedanken erscheinen als Wörter, aber nur, weil du es so willst. Es sind einfach Impulse, vielleicht nur Lichtblitze! Eine feine Energie! Vorstellungen und Recht-haben-Wollen haben sie zu Wörtern gemacht. Sprache erklingt, um das Leben zu trennen. Doch da ist eigentlich nichts.

Das Einzige, was du wirklich tief in dir suchst, ist dieser Augenblick, den du bedingungslos annimmst, mit allem, was er dir zeigt. Das ist das Einzige, was zählt. Das ist das Leben, das sich jetzt offenbart. Du bist weder das Wertungssystem noch nur schöne Gefühle. Du bist einfach. Das ist das Ende der Suche. Es gibt kein Gefühl, das man eingefrieren und für immer behalten kann. Alles verändert sich. Und es kann sich noch mehr auflösen und verändern, wenn es da sein darf. Das Interessante ist natürlich, dass es das nun aber nicht mehr muss, um dir zu beweisen, dass du lebendig bist. Immer wieder ein neuer Augenblick und dann gibt es keinen Zweifel mehr in dir. Woran soll gezweifelt werden? An den richtigen Gedanken? An den richtigen Gefühlen? Der Zweifel hört in dem Moment auf, kann nicht mehr atmen, wenn alles da sein darf. Trennung ist nicht etwas, vor dem du weglaufen musst.

Bleib stehen. Dreh dich um. Schau die Trennung an. Treffe sie mitten ins Herz. Stell dich der Möglichkeit des absoluten Schmerzes. Gehe in den Orkan. Schau der Trennung ins Gesicht und reiße ihr die Maske herunter. Dahinter ist nicht die Hölle, die du vermutest. Die Hölle ist das Weglaufen. Halte für eine Sekunde nur einmal an und lass dich zu den Wurzeln der Trennung führen. Gebe dich der Trennung ganz hin. Öffne dich dem Unglaublichen. Die Trennung zur Trennung hört dann auf. Du bist die Trennung und bist die Liebe, die alles umfasst. Das warst du schon immer. Doch im Treffen der Trennung wird sich die Stille offenbaren. Immer war sie da und immer warst du am Wegrennen, doch nun hast du ihre Maske heruntergerissen und siehst ... oh Schreck ... nur dein eigenes Gesicht, dein eigenes Selbstbild. Du bist selbst die Trennung.

Wenn du das siehst, sind da Ruhe und Stille. Du bist im Auge des Sturms angelangt. Dann brauchst du nicht mehr Gefühlen oder Gedanken die Erlaubnis zu geben, dass sie da sein dürfen. Das Echo ist nicht mehr unangenehm, es ist voller Leben und warm. Das Wissen hört auf, das Wissen, dass es außerhalb von dir ein Leben gibt.

Ach, du erahnst ja schon, wie einfach es eigentlich ist und wie schon alles da ist. Du erahnst ja schon, dass das Leben anwesend ist. Nur Gedanken und Vorstellungen scheinen etwas anderes widerzuspiegeln. Die Benennungen des unfassbaren, des absoluten Wunders, das gerade ist, erschafft einen Mangel. Nehme irgendein Gefühl, das du jetzt verspürst und benenne es aufgrund eines Filters, der erscheint.

Das Gefühl, das du jetzt hast: Dieses Gefühl, das jetzt in sich vollkommen ist, unfassbar, mysteriös und voller Lebendigkeit, wird benannt. Es wird durch die Vorstellung eines Selbstbildes gefiltert und heraus kommt ein Wort, das für die Vollkommenheit und für das Wunderhafte steht. Vielleicht das Wort: Traurigkeit. Durch diese Zuordnung entsteht sofort die Suche nach dem Gegenteil. Denn da, wo Traurigkeit ist, muss es auch in der Zukunft Freude geben. Traurigkeit versperrt den Weg zur Freude. Erst wenn diese nicht mehr wäre, könnte das andere erscheinen.

Und das aufgrund einer Benennung. Ein anderer Mensch würde das gleiche Gefühl vielleicht ganz anders benennen. Anstatt Einsamkeit würde er „Süße Sehnsucht", anstatt Traurigkeit: „Tiefe Verbundenheit" sagen. Jede Bezeichnung ist falsch und erschafft den Glauben an das Gegenteil. Sogar Benennungen von positiven Gefühlen erschafft die Angst, dass das Gegenteil in irgendeiner Ecke lauern könnte. Daher bringt positives Denken nichts, sondern erschafft sogar mehr Angst vor dem Negativen.

Wenn eine Definition auftaucht, weißt du, dass du schon wieder in der Vorstellung bist, im Widerstand mit dem Unfassbaren und nicht einfach im Fühlen.

Gefühle sind niemals starr und eingefroren. Wenn ein Gefühl auftaucht, dann ist das kein Beweis dafür, dass du immer so bist und auch bleiben wirst. Es ist etwas, was gerade einfach gefühlt werden kann, was gerade erscheinen kann. Es ist jetzt einfach da, es kommt und geht und es verändert sich. Es ist vielleicht etwas ganz anderes, als du vermutest.

Die Eskimos haben über fünfzig Wörter für Schnee (auch wenn es nur eine gute Geschichte ist!) Weil jeder Schneefall immer wieder neu ist, einfach unbeschreiblich und niemals so wie der, der zuvor gefallen ist. Millionen von Möglichkeiten. Und du? Du sagst einfach zu einem Gefühl – Wertlosigkeit, das ist alles. Damit ist es in Stein eingemeißelt und weg damit in die tiefe Schublade. Doch was erlebst du wirklich? Was ist es gerade? Welche Nuance? Welches Gefühl mischt da mit? Welcher Hauch von etwas Neuem ist dabei? Welchen Geschmack hat es? Wo hört es auf? Ist es unendlich? Die Erscheinung ist niemals die gleiche wie vor zehn Minuten. Sie ist immer neu, immer wieder …

Ohne Benennung bist du einfach im Weinen, im Lachen, im Schreien, in der Stille, ohne dass du etwas anderes suchst. Es ist das liebevolle Leben, das sich zeigt: voller Leidenschaft und voller Überraschungen. Falle total und absolut in das Gefühl, jedoch ohne jegliche Definition. Erforsche es, erkunde es und lass dich ganz von ihm ausfüllen, ohne dass du weißt, was es bedeutet.

Mach diese kleine Übung:

Nehme alles wahr, alles, was jetzt in dir auftaucht. Alles, was gerade da ist. Es zeigt sich immer eine kleine Anspannung: Entweder durch das Wegschieben oder behalten wollen dessen, was ist. Die Angst zum Beispiel: Gefühle wieder zu verlieren, wenn sie schön sind, die Angst, sie nie wieder zu verlieren, wenn sie nicht schön sind. Erkenne diese Anspannung, fühle sie. Fühle die Spannung, die sich dir zeigt und alles andere überschattet. Doch gehe tiefer, lass die Anspannung da sein und gehe nur in das, was ist. Immer weiter hinein. Öffne dich dem Raum, immer weiter. Halte an nichts fest, an keinem Zustand. Lass dich immer weiter fallen.

Das Gefühl, das jetzt da ist, das bist du (ohne zu wissen, dass es einfach nur ein Gefühl ist). Das ist dein ganzes Leben. Lass das, was da ist, einfach sein. Verändere es nicht. Schenke ihm deine ganze Liebe, deine ganze Aufmerksamkeit, ohne es verändern zu wollen. Vielleicht bleibt das, was ist, für die nächsten zehn Jahre, vielleicht bleibt es nur eine Sekunde. Du weißt es nicht. Es hat auch keine Bedeutung und liefert dir auch keinen Beweis. Es ist einfach das unbeschreibliche Gefühl, das jetzt da ist. Es ist Raum da und er öffnet sich immer weiter.

Die ganze Aufmerksamkeit, die du sonst deinen Gedanken widmest – schenke sie deinem jetzigen Gefühl, was immer es auch sein mag. Ob du es magst oder auch nicht. Ob du es hasst oder auch nicht. Es ist gerade da und will leben. In seiner vollsten Intensität. Es will total und ganz gespürt werden. Es ist das Leben, das sich dir zeigt. Das bist du, mehr bist du nicht. Nur dieser Moment. Falle in den Moment. Du musst nicht wissen, wie es geht. Das, was du fühlst, reicht und ist der Weg. Ist es schon immer gewesen. Das ist die Hand Gottes, die sich dir jeden Moment entgegenstreckt. Das ist die Liebe der Unendlichkeit. Das Gefühl, das jetzt da ist, ist alles, was es gibt. Sogar die Benennung, dass es ein Gefühl ist, kann wegfallen. Du weißt noch nicht einmal, was es ist. Es ist etwas da. Falle in das Erforschen von diesem Etwas. Was bleibt, wenn das, was jetzt da ist, total sein darf? Ohne Hoffnung, dass es sich verändert und besser wird? Es ist das, was jetzt da ist und es ist ohne Definition. Was ist es jetzt?

Vielleicht doch wieder etwas völlig Unbekanntes, das jetzt anwesend ist? Was nicht mehr benannt werden kann? Vielleicht das Unglaubliche und Mysteriöse, das du bist? Es ist etwas Unbekanntes, das du noch nie zuvor gespürt hast. Es ist etwas, was völlig unentdeckt vor dir liegt. Es ist das Echo der unendlichen Weite, der Unbegrenztheit, der absoluten Freiheit und du darfst es spüren und dich ihm ganz hingeben.

Immer wenn ein Gefühl erscheint und du es mit Worten, wie zum Beispiel Traurigkeit, Glück oder Angst, benennst, halte inne und lass dich in das Unbekannte fallen, ohne zu wissen, was es ist, ohne zu wissen, was es bedeutet, ohne zu wissen, dass es dir gehört. Lass das, was da ist, endlich das sein, was es ist. Misch dich einfach nicht mehr ein.

Abgelehnte Gedanken

Durch dein Wertesystem hast du ein gewisses Bild von dir aufgebaut, so wie du dich siehst. Dieses Bild ist bis an die Zähne mit Messern bestückt, umringt vom Rechthaben. Vielleicht denkst du über dich, dass du ein friedlicher Mensch bist. Ja und dann kommt ein Gedanke vorbei, den du nicht gewählt hast und sagt: „Ich möchte meine Mama töten." Oha, nun gerät das Bild von dir ins Wanken. Dieser Gedanke darf ja nicht sein, das bedeutet, dass dein Bild von dir völlig zerstört wird. Also wird dieser Gedanke geschützt. Er wird versteckt. Niemand darf davon erfahren, sonst würden sich viele Menschen von dir abwenden. Sie erwarten ja, in dir einen friedlichen Sohn, Freund, Partner, Arbeitskollegen usw. zu finden.

Der Gedanke, der einfach so auftaucht und den du nicht gewählt hast, bedroht deine ganze Welt. Er wird tief vergraben. Doch mit dem Gedanken kommt eine große Angst empor: Was wäre, wenn andere Menschen herausfinden würden, wer du wirklich bist? Was du wirklich denkst? Dann würden sich alle von dir angewidert abwenden und deshalb wird der böse Gedanke immer tiefer vergraben. Er wird immer mehr eingefroren. Er bekommt immer mehr Ladung und wird zum

Mittelpunkt deiner Welt.

Die Angst davor, dass er sich zeigt, wird immer größer. Irgendwann ist dieser Gedanke so sehr in die Bewegungslosigkeit verdammt, so sehr in die Unscheinbarkeit geworfen worden, dass er alle Mauern durchbricht, um endlich seine Ladung loszuwerden. Er will doch auch nur gesehen werden, er will doch auch nur etwas Liebe bekommen. Doch nun hat er dem Druck nicht mehr standhalten können und entlädt sich. Du tötest dann nicht nur deine Mama, sondern auch gleich deine Schulkameraden. Endlich frei! Endlich darf der Gedanke da sein! Endlich hört der Schmerz auf, der damit einherging, dass du glaubtest, nur dieser eine Gedanke zu sein. Endlich kann das Leben wieder fließen. Endlich wird wieder der Raum dafür geöffnet, dass du mehr bist als Gedanken. Tja, leider ist es dann nur wahr geworden, die Leute wenden sich von dir ab. Deine größte Angst wurde bestätigt, dass das, was du bist, doch nicht liebenswert ist ...

Und das alles nur wegen eines Gedankens, der einfach so auftauchte und das nur, weil deine Mama dir kein Eis gekauft hat. Das Bild, das du von dir hast, wird immer bedroht durch Gedanken, die einfach auftauchen und dein Rechthaben über dich selber infrage stellen. Wenn du in dem Moment siehst, dass es nur ein Gedanke ist, der nichts mit dir zu tun hat und der auch eine Wahrheit besitzt, ja, dann kann er auch einfach wieder vergehen und ein neuer Gedanke kann auftauchen, da jetzt wieder etwas Platz geworden ist. Vielleicht der Gedanke: „Ich liebe meine Mama".

Du bist also nicht verantwortlich für das, was du denkst und es wird immer so sein, dass Gedanken auftauchen, die genau entgegengesetzt von dem Bild sind, das du eigentlich von dir hast. Doch genau da fängt dann auch schon wieder die Verantwortung an.

Deine Verantwortung ist es, in dem Moment zu sehen, dass das, was du eigentlich bist, nicht auf den einen Gedanken reduziert wird, sondern, dass du alles bist, alles, was den Gedanken erscheinen lässt. Deine Verantwortung ist in diesem Moment die Weichheit. Die Offenheit, dass das Bild, das du von dir hast, nur ein Bild ist. Es muss nicht verteidigt werden. Alle Gedanken sind erlaubt, das Leben beinhaltet alles und grenzt sich von nichts ab. Es umarmt alles. Deine Verantwortung ist es, zu sehen, dass dieser „böse" Gedanke auch erscheinen darf. Er darf erscheinen, weil er das Leben selbst ist und damit schon lange akzeptiert wurde, noch bevor du ihm die Erlaubnis gegeben hast, da sein zu dürfen.

Wenn du so das normale Reaktionsmuster durchbrichst, das auf einen Gedanken folgt, der dein Bild von dir selbst infrage stellt, dann muss das Leben nicht mehr eingefangen werden. Es kann wieder sein und atmen. Denn das, was du wirklich bist, ist nicht nur das Bild, das du von dir hast, sondern es ist alles. In diesem einen Moment wollte ein Gedanke deine Mama töten - und auch das bist du. Doch dieser Gedanke verursacht keine Schmerzen, sondern nur, dass dein Bild von dir selbst ins Wanken gerät.

Deine Verantwortung ist, zu sehen, dass alles wahr ist, auf einer kleinen Ebene vielleicht nur und dass du mehr bist als das erstarrte Bild von dir. Wenn diese Gedanken da sein dürfen, alle Gedanken da sein dürfen, die erscheinen, dann bist du frei und bist wieder bei dir angekommen. Du bist zu Hause und musst auch nicht mehr nach den Gedanken handeln oder sie verstecken, sie können sich in eine andere Form kleiden.

Wenn alle Gedanken da sein dürfen, weil du siehst, dass du mehr bist als dein Selbstbild, dann hört die Angst auf. Die Angst, dass jemand dich durchschaut und herausfindet, was du eigentlich wirklich bist. Ja, es geht sogar so weit, dass andere Menschen auch das sein dürfen, was sie gerade sind. Vielleicht hört sogar die Trennung zu allen Dingen dieser Welt auf, zu allen Monstern und zu allen anderen Menschen, zu Bäumen und zu der frechen Göre von nebenan. Denn wenn Gedanken da sein dürfen, darf die Welt da sein und diese Welt liebt dich dann genauso, wie du bist: ein lebendiges Wesen mit Gedanken und Gefühlen.

Wenn du nun ganz mutig bist und gerade niemand in deiner Nähe ist, kannst du mal einen und zwei dieser Gedanken, die du schon seit Jahren versteckt hältst, emporkommen lassen. Sie haben genug Dunkelhaft erlitten und dürfen nun einmal für ein paar Sekunden im Hof auf und ab gehen. Du musst sie noch nicht einmal laut aussprechen und noch nicht einmal mir sagen: nur du und dieser versteckte Gedanke. Ein Gedanke, von dem du glaubst, wenn ihn jemand erführe, würde dieser Jemand sofort schreiend davonlaufen. Trau dich jetzt, diesen Gedanken einmal anzuschauen. Nehmen wir mal an, es ist so etwas wie: „Ich will einen Menschen essen!"

Bähhh, aber wahrscheinlich hast du noch ein paar viel schlimmere auf Lager, obwohl du Vegetarier bist. Dieser Gedanke wurde weggesperrt, weil du ein anderes Selbstbild von dir hast und denkst, dass dieser Gedanke wahr würde, wenn du ihn frei herumlaufen ließest. Doch was ist passiert? Dein Selbstbild wurde durch diesen Gedanken erschüttert und seitdem lebst du in Furcht und Schrecken, dass du diesen Gedanken nicht verstecken kannst oder dass er sich bewahrheitet. Damit schreit das Leben dich an, es ruft: „Du bist alles! Und nicht nur ein Teil. Lass das Leben wieder willkommen sein!"

Wahrscheinlich hattest du nur einmal einen klitzekleinen Augenblick ein Gefühl in dir, das nicht zu deinem Selbstbild dazu passte. Vielleicht war es so, dass du für eine Sekunde einen Menschen angesehen hast, den du begehrst. Dieses hast du dir nicht erlaubt und dann wurde das Begehren in einen Gedanken verpackt, dass du diesen Menschen auffressen möchtest. Doch eigentlich war es nur ein kleines, fremdes Gefühl in dir, das du nicht einordnen konntest. Doch der Gedanke hat deine Welt bedroht und wird verteidigt, weil du denkst, du bist eigentlich nur noch das, was du verdrängt hast und wirst nur noch auf diese dunklen Gedanken reduziert. Dein Selbstbild wird tatsächlich dann durch diesen Gedanken noch verstärkt. Du bist nicht nur ein Mensch, der gerne Früchte isst, nein, du bist nun auch einer, der insgeheim am liebsten jemand anderen fressen will. Dein Selbstbild wird durch diesen Gedanken erschüttert, aber in dieser Erschütterung baut es sich um diesen Gedanken umso stärker auf. Trennung scheint dann noch gefestigter.

Jetzt, in diesem Moment, erinnere dich an deinen Gedanken und gehe in das Gefühl hinein, das dahinter liegt. Lass dich ganz in das hineinfallen, was diesen Gedanken ausgelöst hat, ohne es zu bewerten, ohne eine Geschichte daraus zu machen. Was bleibt dann? Vielleicht eine Energie? Etwas Ungewohntes? Etwas, was du noch nie gefühlt hast? Etwas völlig Fremdes? Vielleicht befindet sich dort drinnen tatsächlich auch Schönheit? Vielleicht ist das auch Lebendigkeit? Vielleicht ist das auch Liebe? Nur so ungewohnt und fremd, dass du daraus etwas machst, was dich davon abhält, in dieses Unbekannte zu fallen.

Du bist das Unbekannte und das Fremde, das dahinter liegt, dieses Unaussprechliche, das nicht in Vorstellungen gepresst werden kann. Du bist das, diese Energie, die alles zum Tanzen bringt. Diese Energie macht keinen Unterschied und ist vollkommen das, was sie ist. Dein Selbstbild darf zerbrechen, lass es zerbrechen. Das, was übrig bleibt, ist das pure Leben; das Leben, das sich sogar als Selbstbild zeigt und alles ist. Was gibt es Abenteuerlicheres und Aufregenderes als das?

Selbstbild

Dein Selbstbild ist das Götzenbild, das du mittlerweile anbetest und es auch verfluchst. Dein Selbstbild ist entstanden als du ganz klein warst, als Gedanken und Gefühle vermieden wurden und in dir alles danach schrie, zu leben. Dieses Selbstbild erschien, da es darin eine Möglichkeit sah zu überleben und sogar vielleicht den Tod zu überwinden. Doch zeigte sich auch sogleich die Trennung und das Vergessen darüber, was du eigentlich wirklich bist.

Jedes Selbstbild ist auf der Suche nach Vollständigkeit und nach Liebe. Doch kommt die Suche aus dem Selbstbild und heftet sich nur an Sachen, die das Selbstbild noch weiter festigen würden. Auch wenn du einen Menschen gefunden hast, der dich liebt, wird immer der Zweifel in dir leben, ob er vielleicht nur dein Selbstbild liebt, aber du weißt, dass du eigentlich viel mehr bist. Dein Selbstbild ist ja genau dazu da, um zu überleben und das kann es nur, wenn es andere Menschen und sich selber täuscht.

Mit deinem Selbstbild sind auch dein Selbstwert und Selbstbewusstsein verknüpft. Viele Menschen möchten beides verbessern – jedoch nicht ihr ganzes Selbstbild verändern! Wenn du nicht bereit bist, das ganze Bild in Frage zu stellen, werden Wert und Bewusstsein genau zu deinem Bild passen. Es ist nicht möglich, nur einen Teil davon zu verändern und alles andere nicht „anschauen" zu wollen. Auch wenn im Laufe der Zeit vielleicht dein Selbstwert „Hand in Hand" mit einem anderen Selbstbild erscheint, wird es immer noch ein Bild bleiben und sich somit weiterhin die Sehnsucht nach Vollständigkeit zeigen. Auch wenn du ein unglaublich tolles Selbstwertgefühl hast, bleibt einfach das Gefühl des Mangels. Was würde passieren, wenn das Selbstbild in sich zusammenfallen würde? Jeder Selbstwert und jedes Selbstbewusstsein würden mit dem Bild verschwinden. Nichts müsste sich mehr verändern. Es würde etwas da sein und es wäre frei von jedem Selbstwert, Selbstbewusstsein und Selbstbild.

Ein Selbstbild kann nur entstehen, wenn auch genau das Gegenteil in ihm lebendig ist. Daher liegt die Vollständigkeit deines Selbstbildes in ihm selbst, in dem, was es glaubt, nicht zu sein und zwar das Gegenteil, die Schattenseite dessen, was du nicht wahrhaben willst und was in dir als Ahnung lebt und sich nach Lebendigkeit sehnt. Es sind Gedanken und Gefühle, die scheinbar nicht zu deinem Selbstbild passen, die dir genau das Gegenteil von dem erzählen wollen, was du sein sollst. Je mehr dieses nicht leben darf, umso mehr wird an diesem Bild festgehalten und umso größer wird das scheinbare Abtrennen des Lebens von sich selbst.

Wahrheit, Erlösung, Frieden sind immer nur jetzt vorhanden und sie können entstehen, wenn sich dein Selbstbild selbst erlöst. Es kann sich dadurch erlösen, dass es genau durch sein Gegenteil erschüttert wird. Dann kapituliert es und es bleibt nur noch das da, was du wirklich bist. Dies wird einfach durch das Auftauchen des Selbstbildes nicht wahrgenommen. Das Gegenteil hat bei dir vielleicht schon angeklopft und will gesehen werden. Vielleicht siehst du dich in deinem Selbstbildnis als ruhigen Mensch und tollen Zuhörer. Jedoch genau das Gegenteil ist erwacht. Du bist eigentlich wütend und willst gerade nicht zuhören! Du hältst an deinem Selbstbild fest, weil du denkst, wenn sich das Gegenteil zeigen würde, wirst du nicht mehr geliebt - und dann? Dann lässt du dich immer mehr von dem verbiegen, was gerade da ist und willst vielleicht erleuchtet werden. Ja, dann hättest du alle diese negativen Gefühle nicht mehr. Ja, wenn es dein Ich vielleicht nicht mehr geben würde, wärst du endlich frei davon.

Dein Selbstbild kann sich nur auflösen, wenn du die Wahrheit, die in dir erscheint, auch lebst. Wenn du ein Mensch bist, der sein Selbstbild nährt, nicht liebenswert zu sein und auf einmal Liebesgefühle verspürt, wird sich dieses nicht zugestehen. Denn nur über das Selbstbild, ein bemitleidenswerter Mensch zu sein, kann er ja vollständig werden. Jedes Selbstbild, das du hast und über das du versuchst, Liebe zu bekommen, trennt scheinbar das Leben. Denn hier und jetzt sind vielleicht ganz andere Gefühle und Gedanken da, die du nicht willkommen heißt. Doch wenn diese da sein dürfen, auch wenn dein Selbstbild dadurch völlig ins Schwanken gerät, dann bist du im Augenblick und wenn du sogar den Mut hast, diese auszudrücken, wird dir das Leben begegnen. Ein depressiver Mensch sagt dann vielleicht: „Jetzt, in diesem Augenblick könnte ich dich umarmen und es gibt tatsächlich Liebesgefühle in mir!“ Ein schon fast toter Mensch sagt vielleicht: „Ich fühle mich lebendig! Ich habe Wut auf das Leben. Wie geil ist das denn?“ Dieses darf alles gefühlt und gedacht werden, auch wenn es nie wieder erscheint, auch wenn das das Letzte ist, was jemals sein wird. Und im nächsten Augenblick ist es dann wieder etwas völlig Neues.

Wenn du die Wahrheit dessen lebst, was gerade erscheint, kann das Leben wieder fließen und das Leben kann wieder antworten. Andere Menschen verlassen dich, weil sie nur einen depressiven Menschen um sich haben wollen, doch dafür findest du einen Menschen, dem du nicht nur einen Teil deines Selbstbildes um die Ohren klatschst, um Liebe zu bekommen, sondern dem du alles zeigst, was jetzt gerade da ist, was immer es auch ist.

Nur das Festhalten an deinem Selbstbild erschafft den Gedanken, dass du etwas tun kannst, um vollständig zu werden. Das Leben drückt sich aber einfach aus. Jeder Moment ist spannend und aufregend. Du weißt nie, was als Nächstes kommen wird, welcher Gedanke und welches Gefühl auftauchen werden, um das Selbstbildnis ins Wanken zu bringen. Ganz ohne Widerstand wird es einfach gezeigt. Endlich darfst du wieder alles sein. Es ist so nahe und für jeden Menschen ist es ganz anders. Es ist nie gleich und nie eine Regel. Es ist die absolute Unsicherheit und das absolute Vertrauen.

In dem Moment, in dem alles da sein darf, auch gelebt wird und darauf reagiert werden darf, gibt es keine Frage mehr nach Erleuchtung, Depression, dem Aufwachen, dem Ich oder dem Nicht-Ich.

Alles, was dein Selbstbild erschüttert, ist eine Einladung. Eine Einladung an die Unendlichkeit, sich in ihrer ganzen Schönheit zu zeigen. Wenn dieses Wanken geschieht, kann eigentlich nur Dankbarkeit da sein. Es ist Zeit, sich mit sich selbst zu vereinen und dem Moment eine Chance zu geben. Freue dich über alles das, was deine Mauern zum Einstürzen bringen könnte. Du bist vielleicht ein hoch spiritueller Mensch, der ohne sein Ich lebt und nur eins mit dem Augenblick ist. Dabei tauchen manchmal Gefühle und Gedanken auf, wie: „Ich habe Widerstände, jetzt hier alles anzunehmen; ich komme nicht in den Augenblick, mich gibt es ja immer noch! Ich schaffe das einfach nicht, dabei habe ich doch schon so viele Bücher gelesen!“

Fühle das! Auch wenn dein ganzes Gerüst, dein Selbstbild, dass du schon viel weiter oder sogar erleuchtet sein solltest, dass du keine Widerstände haben und dich nicht in die Welt wegträumen darfst, zusammenbricht. Das Gegenteil ist wach und das genau ist die Wahrheit, die sich jetzt zeigt.

Du siehst das Selbstbild und das Gegenteil. Du bist das, was das sehen kann. Falle einfach in das Sehen dessen, was du schon bist. Die angespannte Energie zwischen Selbstbild und dem Gegenteil entspannt sich, weil sogar das gesehen wird. Das ist das Leben! Das ist das Spiel der Trennung. Wenn das da sein darf, fällt alles in sich zusammen und es bleibt nur das, was jetzt hier ist, ungeschminkt und verbunden mit dem pulsierenden Leben. Dein Selbstbild von Spiritualität oder Ich-Losigkeit muss nicht mehr aufrechterhalten werden und du bleibst dann im unmittelbaren Leben und im unmittelbaren Gefühl zurück. Da ist Leichtigkeit, so süß und so liebevoll.

Du musst nichts annehmen. Du kannst nichts annehmen. Du bist schon längst die Annahme. Erinnere dich! Du kannst einfach den unendlichen Raum zulassen, der schon da ist, der totale Annahme ist. Sogar das Vergessen ist schon angenommen. Du kannst nur etwas dafür tun, dass der Raum nicht zugelassen wird. Fällt das Tun weg, ist da nur das Zulassen. Der weite Raum.

Vielleicht wirst du dich nun auch über die Menschen freuen, die dich heftig kritisieren. Manche schreien dich an: „Du bist so materiell. Du denkst nur an dich! Du bist der unspirituellste Mensch, den ich kenne! Du bist der Teufel!“ Was für eine Chance, was für eine wunderschöne Möglichkeit, die Ganzheit zu sehen. Nichts muss verteidigt werden, alles darf in sich zusammenfallen. Doch Vorsicht! Falle nicht in ihre Arme und bedanke dich bei ihnen! Nicht solange sie noch schreien, denn sonst würde ihr Selbstbild zusammenbrechen und vielleicht wollen sie noch etwas spielen. (Nicht nur Kritik sondern auch Lob kann das Selbstbild wackeln lassen. Hinter jedem Lob lauert eine kleine Unruhe und die Möglichkeit, dass alles, woran du bist jetzt geglaubt und was du verteidigt hast, sich einfach auflöst. Bringe andere Menschen an den Rand des „Wahnsinns“, indem du sie mit Lob überschüttest.)

Wenn dein Selbstbild in sich zusammenfällt, bleibt nur das hier, was ungefiltert das Leben ist. Wenn du dann nicht mehr aus deinem Selbstbild heraus lebst, kannst du einfach deinen Wünschen und deiner Intuition folgen. Es ist das Leben, das zu dir spricht, es ist nicht mehr im Mangel verwurzelt, sondern in der Fülle des Augenblicks. Dann kannst du dem Wunsch folgen, ein Eis essen zu gehen. Auf dem Weg dorthin triffst du vielleicht deinen Traummann oder deine Traumfrau.

Du sprichst die Wahrheit aus, die sich offenbart: „Du bist der schönste Mensch, dem ich je begegnet bin!" Du lebst das Leben voll und leidenschaftlich und wenn es nicht so ist, wird das gefühlt, rein und intensiv und es wird gezeigt und gelebt. Alles, was bei dir auftaucht, ist eine Einladung, eine Einladung der Existenz, die sich in sich selber verliebt hat, die sich erfahren möchte, die jeden Winkel erleben möchte, die jedes Gefühl ganz auskosten will, die die totale Vielfältigkeit ist. Es gibt für sie kein Limit. Es gibt nur diese unendliche Unendlichkeit, in die du dich hineindehnst. Je mehr erfahren wird, umso größer ist die Vielfältigkeit. Du kannst dem Leben also voll nachgeben. Du kannst aus dieser Fülle selber Fülle sein ... die alles leben will. Du bist das schon.

Und nun ein verrückter Gedanke: Du hast ja bestimmt schon von Menschen gehört, die unheilbar krank waren und Gesundheit gesucht haben. Sie haben ihre Ernährung umgestellt und ihr ganzes Leben verändert. Und hoppla, sie wurden gesund - ganz entgegen allen anderen Glaubensätzen. (Falls du solch ein Mensch bist, will ich dir diese unglaubliche, wunderbare Veränderung nicht nehmen!) Nun werden diese Menschen behaupten, dass es daran lag, was sie gemacht und verändert haben, doch du hast vielleicht eine Ahnung, dass das damit gar nichts zu tun hatte.

Ihr Selbstbild ist einfach in sich zusammengefallen. Durch die Krankheit gab es eine Öffnung für ein neues Selbstbild und zwar eines, das mit guter Ernährung, gesundem Leben und Freude zu tun hatte. Ein ganz anderes Bild entstand. Ein Selbstbild, in dem diese spezielle Krankheit keine Bedeutung mehr hatte. Sie musste nicht mehr da sein, um das alte Selbstbild aufrechtzuerhalten. Die Bilder wurden einfach ausgetauscht. In dem einen war Krankheit wichtig, in dem anderen war es die Freude. Die Gesundung lag nicht daran, anstatt eine zu rauchen, in Yoga-Haltung Äpfel zu essen. Was für eine Herrlichkeit, was für ein großartiges Spiel.

Dieser Wechsel kann auch von einer Sekunde auf die nächste vollzogen werden. Natürlich ist es dramatischer und auch leichter, wenn man eh nichts mehr zu verlieren hat und der Tod dich schon angrinst. Ja, dann kann auch das Selbstbild sterben, doch soweit muss es gar nicht kommen. Es ist jetzt und hier möglich, dass alles in sich zusammenfallen kann. Ein neues Bild entsteht, das vielleicht mehr Spaß macht und abenteuerlicher ist. Doch du bleibst auch davon unberührt. Du bist das, was das alles schon längst umarmt hat. Du bist der Boden, auf dem der Traum erscheint. Im Traum braucht es keine Zeit und keinen Weg. Alles wird gesehen!

Ständig werden dir Impulse geschickt, unermüdlich erscheint das Leben. Jeder Impuls, der erscheint, ist eine Einladung, dass das Selbstbild in sich zusammenfällt. Jeder Impuls, der in dir hochkommt, ist ein Finger. Du brauchst dich nur an ihm festzuhalten und bist in vollkommener Lebendigkeit. Dein Selbstbild hat gewisse Vorstellungen und auch Erwartungen an sich selbst, wie es zu sein hat. Daher wird jeder Impuls des Lebens meistens schon durch das Bild gefiltert und nicht darauf reagiert, weil es sich sonst selber infrage stellen, oder schlimmer noch, ganz in sich zusammenfallen müsste. Jeder Impuls erscheint in und durch die Unendlichkeit, um ganz gelebt und ganz gefühlt zu werden. Meistens sind die Impulse in einem Menschen schon so zugeschüttet, dass es schwer ist, sie zu hören. Doch sie sind da, jeden Moment. Jeden Moment gibt es einen Impuls, dem nachgegeben werden könnte. Du liegst seit drei Monaten voller Depression in deinem Bett, da erscheint der Impuls: „Du sollst jemanden anrufen!“

„Ach nein“, denkst du, „das bringt doch nichts, keiner liebt mich.“ Doch das Leben schickt dir Impulse, um lebendig zu sein und ganz und gar zu fühlen. Wenn du, wie immer, griesgrämig durch die Stadt läufst, ist da ein Impuls, etwas Nettes zu einer Verkäuferin zu sagen. Doch das passt überhaupt nicht zu deinem Bild, also läufst du missgelaunt weiter.

Jedes Selbstbild sorgt für sich selbst, um sich zu erlösen und wieder frei zu sein. Zehn Menschen fragen dich, ob sie dich umarmen dürfen, du sagst immer „Nein“. Beim Elften sagst du auf einmal „Ja“. Du bist von dir selbst völlig überrascht. Dein Verstand ruft, dass es ungerecht ist, doch das Leben ist immer anders und immer unkontrolliert. Sogar der Impuls, dem Verkäufer, der dich unfreundlich behandelt, eine runterzuhauen und dann die ganze Bude in die Luft gehen zu lassen, erscheint, um dein Selbstbild, das nach außen immer nur grinst, zu befreien. Doch sind die Gefühle, die dahinterliegen, schon aufgestaut, dass sie sich nur noch in einer einzigen, großen Schießerei entladen könnten.

Hinter jedem Impuls steht eigentlich nur, Nähe zuzulassen und in Beziehung zu gehen, lebendig zu sein und jeden Augenblick voll und ganz zu leben. Wenn du erst einmal den Impulsen folgst, die weder anderen Menschen oder Sachen schaden und dadurch Nähe hergestellt wird, werden automatisch diese gewalttätigen Impulse weniger werden und sich die wahre Sehnsucht dahinter zeigen. Sehnsucht nach Existenz, nach Wahrhaftigkeit und Freude. Wenn ein Impuls erscheint, nimm ihn wahr und lebe ihn. Wenn es Impulse sind, die anderen Menschen oder Sachen schaden könnten, sehe sie und erkenne sie als Ausdruck des absoluten Kreativen. „Oh, was für ein interessanter Impuls, ich habe dich gesehen und ich fühle dich. Die Nähe und Lebendigkeit, die du zu erreichen glaubst, ist schon erfüllt.“ (Diesen Gedanken zu denken ist viel einfacher, als sich dann im Gefängnis wiederzufinden. Dort wirst du zwar auch Nähe und Lebendigkeit finden, aber wahrscheinlich anders geäußert, als es auf deiner Wunschliste steht.)

Wenn du den Impulsen folgst, die augenscheinlich Nähe, Beziehung und Lebendigkeit fördern, wird dein Leben zu einem wahren Abenteuer. Jeder Moment könnte dich selbst überraschen. Welcher Impuls erscheint jetzt? Dein Selbstbild wird durchgeschüttelt - immer wieder, jeden Moment. Alles ist okay! Ganz gleich, ob du im Zug Lust auf ein Gespräch mit deinem Gegenüber verspürst oder überhaupt keinen Bock hast, auf eine, dir gestellte Frage, zu antworten.

Dein Selbstbild schreit auf: „Du wirst dich lächerlich machen, du wirst abgelehnt werden.“ Doch wenn du diesem Impuls folgst, wird dein Selbstbild immer mehr in sich zusammenfallen müssen. Vielleicht wird genau das passieren: dich lächerlich zu machen und abgelehnt zu werden. Ja, wie geil lebendig ist das denn? Zu fühlen! Alles zu fühlen. Und immer wieder neu. Nichts, woran du dich festhalten kannst. Ein Fließen, immer wieder. Jeder Moment ist anders, jeder Moment ist Fülle. Und wenn du gerade diesen Impuls hast und es doch keine Möglichkeit gibt, diesen auszuleben, dann nehme ihn wahr und fühle sein Geschenk.

Das Leben zeigt sich dir. Es ist die Lebendigkeit selbst, die sich in diesem Impuls offenbart. Was für eine Schönheit und Gnade. Jeder Mensch hat seine eigene Landkarte, ganz auf ihn selbst zugeschnitten. Du wirst darin niemals einen Fehler finden. Jeder Impuls kommt aus der Unendlichkeit und ist ein Spiegel dessen, der du selbst bist. Sehe diese Gnade immer wieder, folge ihr. Und wenn du ihr nicht folgst, dann erkenne sie trotzdem, immer wieder. Dann gehört es zu dem jetzigen vollkommenen Ausdruck dazu, ihr nicht zu folgen. Doch darf sie erscheinen. Erfreue dich an ihr.

Es geht nur um das, was du zu sein scheinst – mit allem, was dazugehört. Mit deinem Charakter, deinen Vorlieben, deinen Abneigungen, deinen Schwächen und Stärken. Deine ganze Figur (Selbstbild), die mit allem, was zu ihr gehört, wie auf einer Bühne des Lebens gespielt wird. Wenn diese Figur auf einer Bühne aber damit hadert, das zu sein, was sie ist, wird es ein anstrengendes Theaterstück, dem keiner gerne zuschaut. Wenn die Figur die ganze Zeit damit beschäftigt ist, erst sie selbst sein zu können, wenn sie anders ist, als sie ist, dann wird sie die ganzen Augenblicke nur mit Widerständen beschäftigt sein und sich einfach mit sich selbst nicht mehr wohlfühlen. Das ist die unendliche Spirale des Lebens, die eine scheinbare Trennung erzeugt. Trennung sagt: „Erst wenn du so bist, wie du sein solltest, könntest du „du“ selbst sein. Erst dann wäre das Leben lebenswert“. Das ist das ganze Gerüst des Selbstbildes, zum Beispiel: Ich sollte viel mehr Menschen lieben und ich bin jemand der nicht viele Menschen liebt.

Die Bedeutung, die du dem „sollen“ gibst, erhält dein Selbstbild aufrecht und du verpasst den momentanen Augenblick. Dadurch wird das Leben anstrengend und zur Qual. Es könnte sein, dass du gerade eine Blume anschaust und der Duft dieser Blume würde dich unendlich glücklich machen; doch deine Vorstellung davon, dass du irgendwann einmal mehr Menschen lieben solltest, lässt dich einfach das, was jetzt da ist, übersehen. Die Realität ist, dass du jetzt Liebe verspürst aber auch, dass du jetzt gar nicht andere lieben willst. Die Realität ist, dass du sogar Angst davor hast, viele Menschen zu lieben. Die Realität ist, in Freude den Duft zu riechen. Jede Vorstellung, wie die Situation zu sein hat, ist der Schmerz, den du eigentlich nicht fühlen willst.

Schreibe deine Gedanken auf, welche Vorstellungen du Situationen und Ereignissen „überstülpst". Dann wirst du eine genaue Landkarte von deinem Selbstbild erhalten. Zum Beispiel: Ich sollte eigentlich im Urlaub sein. Ich sollte glücklich sein. Ich sollte jeden Moment frei sein und andere Leute ansprechen. Ich sollte lebendiger sein.

1. Ich sollte …__________________________________

2. Ich sollte …__________________________________

3. Ich sollte …__________________________________

…

Bearbeite dann jeden Punkt und schau dir deine momentane Realität an und spreche es aus. Zum Beispiel: Ich sollte im Urlaub sein.

Realität:

Ich bin nicht im Urlaub. Es ist gerade schön, hier zu lesen. Ich fühle etwas. Ich verspüre eine Sehnsucht nach Freiheit, die ich glaube, im Urlaub erleben zu können. Es ist schön, hier im Sessel zu sitzen. Eigentlich will ich gerade gar nicht woanders sein. Es tut weh, hier zu sein. Hier ist ein Schmerz, dem ich entgehen will.

Wenn du das mit allen Punkten, mit jeder deiner Vorstellung machst und ganz ehrlich zu dir selbst bist, dann bist du auf einmal hier - dann bist du mit „DIR anwesend".

Dein Selbstwertgefühl, zusammen mit deinem Selbstwert und

Selbstbewusstsein, ist in sich vollkommen. Erst wenn Gedanken auftauchen, die dir „einreden", dass du so und so bist oder in „deinen Augen" sein solltest, entsteht eine Verschiebung zu deinem Selbstbild, das du dir aufgebaut hast. Diese „Einbildung" kannst du in langjährigen Therapien aufarbeiten oder mit einer Turbo-Abkürzung ins volle Leben gehen. Wenn du für den Turbo-Beschleuniger bereit bist, dann stelle dich vor einen Spiegel und sage zu dir Folgendes:

Das Selbstbild X (dein Name hier einsetzen) ist vollkommen und ich gebe mich ihm ganz hin.

Wiederhole dies öfters und schaue dir dabei in die Augen.

Dein Selbstbild wird erschüttert werden, damit hat es nämlich nicht gerechnet. Nicht nur, dass es vollkommen ist, sondern dass das Leben selbst sich ihm auch hingibt. Endlich wird seine Macht anerkannt und es kann sich mit einem Gruß verabschieden. Falls du heute Menschen treffen solltest, wiederhole innerlich dieses Satz und schaue was passiert! Wiederhole diesen Satz jedes Mal, wenn du dich heute im Spiegel siehst. Damit ist deine Aufgabe auf der Erde erledigt und nun kann endlich einfach gespielt werden.

Sehnsucht nach Einheit/Leben

Vielleicht entsteht in dir die Frage, ob das alles so sein soll. Könnte es nicht auch so sein, dass es Menschen gibt, die ohne Trennungsenergie aufwachsen? Ohne das Gefühl, von anderen Menschen, von der Welt getrennt zu sein? Menschen, die jeden Moment in Beziehung stehen, ohne den Widerstand der Bedeutungslosigkeit? Die jedes Gefühl leben und keinen Widerstand haben? Natürlich, in Einheit/Leben (in dem Etwas, das eigentlich auch nichts sein könnte) kann alles passieren, auch dass sich keine Trennungsenergie verdichtet. Eigentlich könnte man die Menschen beneiden, doch haben diese oft das Gefühl, dass irgendetwas nicht stimmt.

Diese Menschen sind ja immer noch von anderen Menschen umgeben, die an die Trennung glauben und in Bedeutungslosigkeit schwimmen. Tja, irgendwie schiefgelaufen! Nun hat derjenige ohne Trennungsenergie irgendwie das Gefühl, dass ihm etwas entgeht. Er kann nicht mit anderen darüber reden, die anderen sagen viele komische Sachen, die er selber nicht nachvollziehen kann. Es ist alles Einheit/Leben ohne Trennung und in der Einheit/Leben erscheint das Gefühl, dass etwas mit Einheit/Leben nicht stimmt, dass auch etwas verpasst wird. Der Horrortrip Leben wird auf einmal als etwas gesehen, was Einheit/Leben auch haben will, damit es alles sein kann. Diesen

Menschen geht es meistens richtig schlecht, viel schlechter noch als dir. Diese Armen. Sie sitzen total im Paradies und das Einzige, was sie davon abhält, es auch zu genießen, ist das Gefühl, dass sie auch die Hölle erleben wollen. Dass es das ist, was noch fehlt, um ganz zu sein. Doch alles, was gewollt wird, erscheint auch. Gütiger Weise könnte es geschehen, dass diese Menschen aus der Sehnsucht heraus, alles erleben zu wollen, vergessen, dass sie schon im Paradies sind. Endlich können sie die Hölle erleben, endlich können sie nun ganz sein. Vielleicht erahnst du, dass du dieser Mensch bist. Dass das nun deine Hölle ist aus Sehnsucht nach dem Leben selbst. Endlich darf auch das wahrgenommen werden: die Trennung.

Ist so gesehen nicht jeder Mensch ein Engel? Ein Engel, der auf seiner Wolke sitzt und auch mal fühlen will, wie es ist, sich unvollkommen zu fühlen? Was für eine Sehnsucht! Bitte, bitte, erlöse dich! Dein Wunsch wurde Wirklichkeit, hier ist er! Endlich darfst du auch das sein. Durch das Vergessen deines Wunsches - und nur dadurch können Trennung und Illusion absolut wirklich erscheinen.

Und nun?

Du sitzt in der Hölle und willst das Paradies erleben. Tsts, na klingelt es? Immer suchst du etwas, fehlt etwas. Immer ist das, was da ist, nicht genug. Kennst du das von irgendwoher? Ja genau, immer bist du nicht genug. Immer fehlt etwas an DIR. Immer musst du anders sein – nur dann wärst du glücklich.

Da liegt natürlich auf der Hand, dass die Trennungsenergie das Individualistische als Gott verehrt. Darauf basiert jede Kultur und jede Geschichte. Sobald nur etwas auch nur nach Einheit/Leben riecht, entsteht die Ahnung des Urschmerzes. Von daher geht jede Kultur immer mehr in die Richtung, das Individuelle zu fördern und zu glauben, dass dort das Paradies schlummere. Das schmerzfreie Glück. Eine Welt ohne Gefühle.

Langsam, aber sicher, haben wir die Spitze des Individualismus erreicht und damit die Illusion der Schmerzvermeidung. Unsere Geschichte, um Einheit/Leben zu vermeiden, fing auch schon sehr früh an:

Als wir noch grunzend durch die abenteuerliche Welt liefen, machten wir das nicht alleine. In Stämmen und Gemeinschaften tanzten wir nackt durch das Leben. Das Leben war voller starker Gefühle, es roch nach Mensch, nach Schweiß, Angst und Körper. Wir waren uns ganz nah, lebten in einer großen Höhle. Wir schliefen in ihr, aßen und liebten uns dort. Wenn Kinder auf die Welt kamen, war es ein Wunder. Keiner wusste, woher sie kamen, denn jeder schlief mit jedem. Der Mensch sah sich als einen Teil der Natur, mit der er zusammenlebte.

Ja, genau das klingt alles sehr primitiv und abartig für dich. So erging es der Trennungsenergie auch, die damals um ihr Erscheinen kämpfte. Da war viel zu viel Einheit. Viel zu viel Nähe. Viel zu viel wildes Leben. Viel zu viele Gefühle. Langsam, aber sicher, setzte sich die Trennungsenergie durch. Das war ein harter Kampf, weil das Paradies viel zu stark war. Doch sie hatte es geschafft. Sie erfand die Erklärungsversuche.

Wenn etwas Unbekanntes geschah, wurde das einer höheren Macht zugesprochen. Es gab gute und böse Götter. Die Religion wurde geboren. Am Anfang der Religion war der Mensch ein Teil der Natur. Er war auch Natur. Alles war beseelt und wunderhaft. Alles war ein Ausdruck der Natur, die alles war.

Doch das war der Trennungsenergie echt zu viel Einheitsbrei und Gestank vom Leben. Dann lieber nur einen Gott, männlich und streng. Sünde klingt fantastisch für die Trennungsenergie. Schuld? Noch besser! Das Leben war eine Fahrkarte in das Paradies oder in die Hölle geworden. Also wäre es gut, seine Gefühle mehr zu richten. Denn sie wurden ja auch gerichtet. Sexualität wurde mehr und mehr abgelehnt und etwas Widerliches. Also raus aus der Höhle und jeder mit einem Partner in ein Haus. Kinder? Na gut, wenn es sein muss, aber nur, wenn sie nicht zu viel Ärger machen.

Mmhhh, sagte sich die Trennungsenergie, das hört sich schon besser an. Sie atmete ein paar Jahrhunderte ein und aus. Doch auch so sollte es nicht bleiben - irgendwie war alles noch viel zu lau. Das geht doch noch extremer; wenn schon Trennung, dann aber richtig.

Am besten, wenn man so früh wie möglich seine Eltern verlässt, versucht, sein eigenes Leben zu führen und endlich einmal nur noch an sich selbst denken kann. Am besten, ganz alleine zu Hause sein, nur noch ein paar Stimmen im Fernseher hören und alles, was man will und braucht, um sich noch individueller zu fühlen, im Internet bestellen. Kinder? Nicht jetzt! Erst will ich mich beruflich verwirklichen und auf eigenen Füßen stehen. Eltern? Nein danke, die kenne ich nicht. Habe ich zwar mal gehabt, war auch irgendwie ganz nützlich für den Anfang. Aber die sind ja nur noch nervig. Die können ja mit anderen Alten zusammenleben. Oder wenigstens so tun, als wenn sie schon tot wären (Geld können sie mir aber noch vorher herüberschieben).

Andere Menschen? Pfui! Und wenn, bitte nur rasiert, parfümiert, zweimal täglich gewaschen, angemalt (geschminkt) und schön eingewickelt. Wenn man sie dann nicht mehr braucht, kommen sie auf den Recyclinghof. Gibt ja genug andere Puppen. Man muss ja nicht unbedingt Kontakt mit der gleichen Spezies haben, wenn man mit denen schon auf der Welt zusammenleben muss.

Am besten eine Welt, in der jeder absolut alleine lebt und Angst vor den anderen hat. Großstädte, ja, das ist es. Gefühle, die immer weiter geschürt werden. Die Zwangsjacke. Immer weniger Gefühle dürfen negativ sein. Immer größer wird die Angst davor.

Juhu, schreit die Trennungsenergie, das ist es, das ist die Spitze des Eisberges. Da fühle ich mich so richtig verdammt scheiße und getrennt und merke es noch nicht einmal. Reingelegt! Wenn dann die Menschen an Depressionen leiden, dann kann man denen ja Mittel geben, damit sie weiterhin auf ihrer Couch liegen bleiben. Es soll keiner behaupten, dass da etwas nicht stimme.

Nun könnte man natürlich versuchen, alles zurückzudrehen, erste Schritte zu wagen, um wieder in Großfamilien zu leben oder vielleicht sogar in Gemeinschaften, die mit der Natur verbunden sind. Menschen, die wieder nach Mensch riechen, Gefühle haben und auch zeigen. Wo alles sein darf - auch Kritik und Schmerzen. Menschen, die sich berühren wollen, auch auf die Gefahr hin, ohne Mauern dazustehen. Das würde einem vielleicht wieder ein Leben verschaffen, in dem es weniger einsame und isolierte Menschen gibt. Vielleicht sogar mit Menschen, die glücklicher miteinander in Beziehungen stehen und die wieder wilde und lebendige Kinder haben. Klar, das könnte man machen. Warum sich nicht auch ein geiles, lebendiges Leben auf Erden verschaffen? Wäre bestimmt besser, als darauf zu warten, dass die Trennungsenergie sich endlich vom Acker macht.

Doch für die Trennungsenergie wäre das der absolute Albtraum. Sie will einfach keine Schmerzen in Kauf nehmen. Auch wenn Horrorfilme anscheinend sehr beliebt sind, wäre das doch eine Nummer zu groß. Also leben wir erst einmal weiter in der Hölle, in der sich die Sehnsucht nach Einheit/Leben zeigt. Doch diese Art des Lebens scheint viele Menschen dazu zu bewegen, bereit zu sein, die Trennungsenergie zu durchschauen. Alles andere wäre doch viel zu anstrengend.

Tja, die Trennungsenergie hat uns hereingelegt. Sie hat viel versprochen, wir haben auf sie gehört und gehofft, dass sie ihre Versprechen auch hält. Wir haben alles für sie aufgegeben.

Nähe; Gefühle, Leben

Das Ende der Suche

Im Grunde war es eigentlich ganz einfach. Es tauchten irgendwann in deinem Leben Gefühle oder Gedanken auf, die du nicht haben wolltest und ihnen gegenüber einen kleinen Widerstand aufbautest. Vielleicht war es nur ein Hauch von Angst, Wut oder Traurigkeit. Doch da war etwas, was in deinem Wertungssystem keinen Platz hatte. Der Schmerz der Trennung wurde immer stärker. Der Wunsch nach Leichtigkeit immer größer. Die Suche nach anderen Gefühlen immer massiver. Der Hauch von Ablehnung wurde ein Orkan. Du wurdest immer mehr zu jemandem, der sich selber hasste und ablehnte. Ein Teil von dir konnte immer weniger lebendig sein. Er wurde immer mehr bekämpft. Doch dadurch, dass du einen Teil von dir ablehntest, wurden der Schmerz und die Trennung zum Leben immer größer. Dahinter sitzen nur noch Dunkelheit und schwerste Depression. Nun versuchst du, mit Medikamenten, Meditationen oder mit Selbstmord den Teil, den du ablehnst, ganz loszuwerden, weil du denkst, dass genau das dich unglücklich macht. Aber jeder Kampf dagegen verschlimmert alles nur.

Doch es ist genau der andere Weg. Der Hauch oder der Orkan sind ein Teil von dir. Das bist auch du. Wenn du dies erkannt hast, ergibt sich ein Fließen in die Unendlichkeit und in das Leben. Dann muss nichts bei dir bleiben, darf alles anwesend sein, atmen und vergehen.

Im Grunde geht es nur um Folgendes: Du bist, wie du bist. Entweder du leidest darunter oder nicht. Entweder stellst du dich gegen das Leben oder auch nicht. Deine Gedanken und Gefühle im Leben bleiben genau gleich. Einmal zeigt sich eine Anspannung, weil sie anders sein sollten und weil du anders sein solltest. Ein anderes Mal ist alles genau gleich, nur ohne Anspannung. Einmal erscheint Mangel und einmal Fülle in dir. Hinter den gleichen Gefühlen und Gedanken fühlst du eine Leichtigkeit. Diese wird weder gesucht noch angestrebt. Sie ist einfach dadurch da, dass die Anspannung wegfällt. Diese Belastung ist ein ewiger Kampf. Sie will bis zum bitteren Ende gewinnen. Doch hinter allem, was du bist, was jetzt in diesem Moment auftaucht, wartet immer die Leichtigkeit. Der Druck zeigt sich nur dadurch, weil du glaubst, etwas verändern zu müssen.

Du bist vollkommen. In dieser Vollkommenheit kommt und geht alles. Ohne Anspannung kann alles wieder fließen. Du bist wieder im Fluss des Lebens. Du bist wieder das Leben selbst. Du weißt nicht, was dich in der nächsten Sekunde erwartet. Öffne dich für alles, was sein könnte. Nichts ist unmöglich.

Jeden Moment kann das Wunder eines neuen Gefühls oder Gedankens da sein. Jeder Moment ist dann eine Überraschung. Ein lebendiger Beweis für das Leben. Suche nicht die Leichtigkeit. Die dadurch bedingte Erwartung erzeugt immer ein Spannungsfeld. Anspannung fällt von alleine weg, immer wieder, jeden Augenblick aufs Neue. Nur alleine dadurch, dass du dieses hier liest und sich in dir etwas erinnert. Jeden Moment kann die Erinnerung zurückkehren. Jeden Moment gibt es in dir eine Ahnung. Jeden Moment bist du, du selbst. Du wolltest dieses jetzt lesen. Du liebst dich so sehr, dass du dir diese Worte geschenkt hast. Worte, die dich erinnern sollen. Worte, die aus der Unendlichkeit kommen und in dir etwas berühren. Deine eigene Liebe. Die immer da war. Jetzt taucht die Liebe in Form dieser Worte auf. Du hast sie dir selber geschenkt, um dich zu erinnern. Anspannung braucht nicht im Leben zu sein. Du hast sie anscheinend lange genug gehabt. Jetzt ist Zeit für die Leichtigkeit, mit allem, was du bist. Es ist Zeit für die größte Veränderung in deinem Leben, obwohl sich eigentlich nichts wirklich verändert.

Die Luftblase

Alles war eins. Alles war Vollkommenheit. Es gab nichts anderes. In dieser Vollkommenheit tauchte eine Art Luft auf.

Sie war überall. Sie war Vollkommenheit und hatte sich als Einheit erfahren. In dieser Vollkommenheit erschien eine Art See als Manifestation. Es war Wasser, das ungetrennt war. Jeder Tropfen war eingehüllt in die Unendlichkeit des Wassers und war mit ihm vereint. Jeder Lufthauch war in der Unendlichkeit der Luft und war vereint mit ihr.

Der Übergang vom Wasser zur Luft war vollkommen. Der Übergang kümmerte die Einheit nicht. Denn es erschien als zwei im Eins. Luftblasen tauchten im See auf. Die Luft darin war immer noch ungetrennt, war immer noch Luft. Doch nun umgab sie eine Blase. Eine Trennung.

In der Einheit erschienen viele Blasen. Jede beinhaltete einen Gedanken und ein Gefühl. Jede Blase beanspruchte die Trennung für sich und den Wunsch, sie aufzulösen.

Erst als die Blase an die Oberfläche kam und sich auflöste, erkannte die Luft, dass sie immer Luft war und nie etwas anderes.

Du hast ja schon den Gedanken von „du sollst" untersucht. Doch gehen wir nun eine Etage tiefer: das Suchen an sich. Die Suche nach Einheit/Leben oder auch Glück sieht, je nach den Gedanken des Selbstbildes, ganz unterschiedlich aus. Bei dem einen ist es die Suche nach dem Traummann/der Traumfrau, bei dem anderen die Sehnsucht nach materieller Sicherheit oder nach richtig gutem Sex, nach Erfolg, Glück oder nach Liebe – alles, was das Herz begehrt. Wenn sie das dann alles erlebt haben, versuchen es einige mit der Erleuchtung, die ja angeblich immerwährendes Glück verheißt. Weitere Möglichkeiten bietet der Stillstand des Verstandes oder Urteilsfreiheit oder am besten die Suche danach, das Ich bzw. die Trennungsenergie loszuwerden. Begehrt sind auch Meditation, vegetarisches Essen, Mantra singen, Gedanken verändern, nicht mehr zu denken, in der Gegenwart zu sein, sich selbst zu verwirklichen, niemand mehr zu sein, sich nicht mehr getrennt zu fühlen, sondern nur noch in Einheit und Sein zu schwelgen - und ach, hast du nicht gesehen ...

Und du willst das haben, weil du ja schon gesehen hast, dass etwas Glück entsteht, wenn du etwas findest. Aber das Glück, das da entsteht, entsteht nicht, weil du etwas gefunden hast, was du gesucht hast und dich dann glücklich macht, nein, es entsteht, weil das Suchen kurz aufgehört hat. Damit konnte die Energie des Ichs/der Trennung entspannen. Dadurch gibt es dich für einen Augenblick nicht mehr. Auf einmal schimmert plötzlich deine wahre Natur durch. Die Anspannung des Ichs, das mit Suchen zu tun hat, wurde kurz ausgeschaltet und der Friede, der dabei hochkommt, ist dein wahres Wesen. Endlich kann es kurz durchschimmern, weil die Energie des Suchens es nicht mehr verdeckt. Es hat überhaupt nichts damit zu tun, dass das neue geile Auto wirklich vor deiner Tür steht oder die superscharfe Frau immer noch mit dir ins Bett gehen will.

Also eine einfache Sache. Hör auf zu suchen und du bist genau da, wo du sein sollst, hast genau das, was du brauchst und es passiert genau das, was passieren soll. Du suchst nicht mehr ein schmerzfreies Leben und eine Möglichkeit, wie du das Leben kontrollieren kannst. Hör auf zu suchen und Schmerzen können da sein oder auch nicht. Das war es schon. Das ist die einzige Chance, wie sich das Ich selber überlisten kann. Es hört einfach auf zu suchen und sich etwas zu wünschen. Damit hat es keine Sehnsucht mehr nach der Einheit, sondern sieht, dass es nie jemandem gehört hat und damit auch Einheit ist.

Wenn du unglücklich in deinem Bett liegst, wird dich das wahrscheinlich nicht sehr trösten. Nur das Suchen aufgeben und schon bist du im Himmel. Das Suchen aufgeben. Jedes Suchen. Jedes Suchen wird davon angetrieben, Schmerzen vermeiden zu wollen. Dann bist du im Himmel, auch wenn es genau das Gegenteil verspricht. Aber so ist es. Mehr braucht der Mensch nicht, um zu sein, um nur zu sein. Das, was um dich herum ist, was du denkst, was du fühlst, was du siehst, was du bist, ist absolute Einheit, ist absolutes Leben. Nur das Suchen hält dich davon ab, deine Vollkommenheit zu sehen, das Paradies, indem du schwimmst, wahrzunehmen.

Solange es auch nur einen Hauch in dir gibt, der dir einredet, dass du Erfolg, einen schöneren Körper, mehr Geld, Glück und Liebe suchst, ist eine Anspannung aktiv und trennt dich vom Sein. Das Sein ist genau das, was gerade ist. Sein ist Einheit. Sein ist das Leben. Leben, das immer da ist, in jedem Moment. Doch das Suchen verdeckt das Sehen der Einheit/Leben. Weil durch das Suchen die Einheit oder ein bestimmtes Leben gesucht wird, bedeutet dies, dass es Vorstellungen von Einheit/Leben gibt, die sich nie und nimmer mit dem, was gerade schon Einheit/Leben ist, decken werden.

Nun gehen wir in die eigene Erfahrung. Bitte mach diese kleine Übung mit mir. Sie könnte dein Leben gnadenlos und sofort und für immer verändern.

Setze dich hin und schreibe alles auf, was du noch suchst. Alles, von dem du glaubst, dass das Leben besser wäre, würde es so oder so sein. Wenn du es nicht für die Übung machst, mache es für dich. Es ist doch interessant zu sehen, was du alles brauchst, um glücklich zu sein.

Zum Beispiel: Ich suche nach der großen Liebe. Ich suche danach, dass ich nicht mehr leide. Ich suche danach, dass meine Persönlichkeit anders ist. Ich suche danach, dass ich keine üblen Gedanken mehr habe. Ich suche danach, dass ich gar keine Gedanken mehr habe. Ich suche nach der Empfindung der Gegenwart. Ich suche nach mir selbst. Ich suche danach, dünn zu sein. Ich suche danach, viel Geld zu haben. Ich suche danach, berühmt zu sein. Ich suche danach, keine Depressionen mehr zu haben – und und und ...

Schreibe hier alles auf, was du denkst zu brauchen, um dann glücklicher zu sein.

1. Ich suche ______________________________
2. Ich suche ______________________________
3. Ich suche ______________________________
4. Ich suche ______________________________
5. Ich suche ______________________________
6. Ich suche ______________________________
7. Ich suche ______________________________

…

Lass dir Zeit.

Danach gehe zu jedem einzelnen Satz (zum Beispiel: Ich suche nach der großen Liebe) und sage laut:

Diese Suche nach der großen Liebe ist jetzt gestorben.

Wiederhole jeden Satz und sage dabei, dass diese Suche nach X jetzt gestorben ist.

Und dann schau, was passiert.

Wie fühlt es sich an?

Wenn ein neues Suchen hochkommt, schreibe dieses auch auf.

Wie zum Beispiel: Ich suche jetzt eine neue Erfahrung ...

Und dann mach es wieder so, dass du dazu sagst, dass diese Suche nach einer neuen Erfahrung jetzt gestorben ist.

Manche Menschen haben auf einmal das Gefühl, dass sie nichts mehr haben, dass alles leer und sinnlos ist, dass sie kein Ziel mehr haben.

Genau das sind die Gedanken, die diese ungewöhnliche Empfindung, die du wahrscheinlich jetzt hast, begleiten, da dieser Zustand des Nichtsuchens extrem neu ist - unbekannt. Daher begleiten dich diese Empfindungen, Gedanken von Angst und Unbehagen. Doch wenn du genau in dich hineinspürst, merkst du, dass es das ist, was du eigentlich bist. Nur ohne die Anspannung des Suchens. Ohne diese Anspannung offenbart sich das reine Sein. Dieses fühlt sich so anders an, als wenn erst einmal etwas fehlen würde. Ja, es fehlt etwas. Natürlich, das ist die

Anspannung des Suchens. Doch wenn du dich fallen lässt, bleibt nur noch die Umarmung des jetzigen Augenblicks zurück. Nur noch das, was gegenwärtig erscheint.

Geräusche hören

Der Atem

Das Sehen

Die Uhr tickt

Das Fühlen

Das Suchen konnte für ein paar Minuten beendet werden.

Ach, übrigens …

Höre nicht auf Menschen, die die Meinung vertreten, dass man das Suchen für immer beenden kann. Sie sagen auf einer anderen Ebene nur, dass du „normales" Suchen durch ein anderes Suchen ersetzen sollst. Dieses Suchen ist „edler" und höher angesiedelt als das normale Suchen und nur durch dieses edle Suchen nach dem Nichtsuchen kann das Wunder geschehen. Mann, was für Typen! Sie bekommen von der Trennungsenergie bestimmt eine Menge Bestechungsgeld, um so etwas zu sagen. Wahrscheinlich raten sie dir dann auch noch, bestimmte Tabletten zu schlucken oder besondere Haltungen beim Meditieren einzunehmen. Aber mal ehrlich: Suchen ist suchen, da gibt es keinen Unterschied. Auch wenn diese Suche edler erscheint, hält sie genau Einheit/Leben davon ab, durchzuschimmern. Genau diese Suche hält dich davon ab, zu sehen, dass Einheit/Leben jetzt da ist. Dass jedes Gefühl jetzt da sein kann. Und allein die Tatsache, dass ich geschrieben habe, dass dich die edle Suche davon abhält, zu sehen, dass Einheit/Leben jetzt da ist, nährt wieder die Suche danach, die Suche loszuwerden.

Also, im Grunde ist es am besten, wenn gar nicht bemerkt wird, dass Einheit/Leben nicht da ist.

Sonst schaust du im Moment auf dein Leben und denkst, dass sich das Nichtsuchen doch eigentlich schon anders anfühlen und dir bereits einen kleinen Hauch von Glück und Frieden bescheren müsste. Und schon bist du wieder auf der Suche.

Und schon geht's wieder los. Die Suche impliziert, dass es anders sein müsste. Dass dieser Moment anders sein müsste. Willkommen zurück in der gewohnten Maschinerie des Lebens.

Die Suche, die versucht, die Suche loszuwerden. Derentwegen du eine Vorstellung davon hast, wie sich das Nichtsuchen jetzt anfühlen müsste. Wenn es sich jetzt nicht anders anfühlen müsste als das, was du gerade fühlst und denkst und wahrnimmst, müsste auch nichts mehr gesucht werden.

Somit wird genau das Aufhören der Suche zur Suche, wird wieder zu einer möglichen Lösung, dem ganzen Schlamassel, den Schmerzen zu entkommen. Das heißt, solange es die Trennungsenergie noch gibt, die Beweise und Rechtfertigungen für ihre Existenz sucht und findet, kannst du nicht mit der Suche aufhören.

Die Trennungsenergie kann noch nicht einmal sich selber suchen. Wenn du dich nun aufmachst, diese Trennungsenergie zu finden, dann läufst du leider ins Leere, denn das, was sucht, ist ja die Trennungsenergie. Daher kann sie niemals gefunden werden.

Damit ist es unmöglich, in einen Zustand des Nichtsuchens zu kommen. Vielleicht schaffen es einige Menschen durch große, schweißtreibende Anstrengung für ein paar Sekunden (oder auch etwas länger) mal nicht zu suchen, sich selbst davon zu überzeugen, dass die Trennungsenergie nicht zu suchen braucht. Aber das ist wirklich extrem selten, unendlich anstrengend und überhaupt nicht empfehlenswert – und auch absolut unmöglich.

Countdown der Zitrone

Nun, wenden wir uns langsam einer heiklen Angelegenheit zu, in der dein Rechthaben enorm auf die Probe gestellt wird. Wie kann die Trennungsenergie losgelassen werden, von ihrem Thron herunterfallen? Was kannst du dafür tun, ohne dass du gleich an Suizid denkst – und was noch wichtiger ist: Was bleibt übrig?

So, nun geht's los. Der richtige Spaß fängt jetzt an. Wenn du das überstehen solltest, was wirklich ein Wunder wäre, hast du meine Hochachtung.

Dein Verstand wird dir noch einmal alles Mögliche vorführen, um dir zu beweisen, dass das Folgende absoluter Schwachsinn ist. Dein Rechthaben wird bis an die Messerspitze geführt.

Aber ich will dir dieses unglaubliche Geheimnis nicht vorenthalten, sonst kommst du irgendwann einmal auf mich zu und haust mir das Buch um die Ohren.

Ich will dir noch einmal sagen, dass das Nachfolgende wirklich nicht zu verstehen ist. Wenn du es liest, lehne dich einfach zurück und genieße es, wie du versuchst, irgendetwas zu begreifen. Eigentlich ist es völlig unnötig, dir das mitzuteilen, weil du es mit hundertprozentiger

Sicherheit nicht hören willst. Das will kein Mensch auf der Welt. Ehrlich, wieso solltest DU eine Ausnahme sein? Klar, gibt es schon welche, die Interesse vorgaukeln, aber im Grunde interessiert es sie keinen Pfifferling. Denn wenn du es liest, könnte es sein, dass das, was du glaubst zu sein, sterben könnte – und das will es einfach nicht und ist auch mal wieder überhaupt nicht nötig.

Aber was soll's! Du liest immer noch, also hau ich es einmal raus.

Ich habe bis jetzt immer davon geredet, dass die Trennungsenergie dein Leben bestimmt. Trennungsenergie, die entstanden ist, weil bestimmte Gefühle und auch Gedanken weggeschoben oder gesucht werden. Doch können wir das Rechthaben der Trennungsgefühle noch auf die Spitze treiben.

Die Spitze der Trennung ist der Ich-Gedanke. Nur durch diesen Gedanken kann alles getrennt werden. Meine Gedanken, meine Gefühle etc. Somit gibt es etwas, was nicht meins ist.

Also schauen wir uns diese Ich-Vorstellung einmal an. Ist sie wirklich das, was sie verspricht, zu sein? Oder ist sie die größte, wahnsinnigste, tollste Täuschung, die es auf der Welt, ach was sage ich, im Universum gibt. Schauen wir mal, ob deine Ich-Vorstellung wirklich dein Ich-Gefühl ersetzen kann und welche Konsequenzen es hat.

Stell dir einmal eine Zitrone vor. Und in deiner Vorstellung beiße kräftig in ihr Fleisch hinein. Upps, passiert es? Zieht sich in deinem Mund etwas zusammen? Als würdest du in eine echte Zitrone beißen? Uii, wie sauer! Vorstellungen verursachen Reaktionen in deinem Körper. Stelle dir nun einen nackten Mann oder eine Frau vor und diese fangen an, dich überall zu streicheln und zu küssen. Nackte Haut auf nackter Haut. Aha, auch da passiert eine Körperreaktion? Ist doch himmlisch, oder?

Vorstellungen können reale Empfindungen hervorrufen. Stell dir einmal vor: Ein Kind bekommt immer wieder das Wort Zitrone zugerufen. Wenn es einem Erwachsenen begegnet, dann sagt dieser zu ihm: „Zitrone, beiße mal hinein!" Und stets gibt es dazu eine Körperempfindung. Das passiert immer öfter da überall Erwachsene sind und irgendwann sieht das Kind überall Zitronen, weil es mit dieser ständigen, sauren Körperempfindung herumläuft. Es muss nicht einmal jemand mehr etwas zu dem Kind sagen. (Auch wenn du jetzt einwendest, dass du ja zumindest einmal in deinem Leben in eine Zitrone hineingebissen haben musst, damit du, ausgelöst durch die Vorstellung, das dazugehörige Körpergefühl wahrnehmen kannst. Clever! Aber leider ist das nur das Rechthaben, das brillieren will. Also vergiss es. Auf diesen Ebenen gibt es kein Vorher und Danach. Alles passiert und taucht in der einzigen Umarmung des Augenblickes auf.)

So ist es auch mit dem Ich. Es gibt eine Vorstellung von einem Ich. Es gibt reale Körperempfindungen dazu. Eine Energie der Trennung. Jeder Mensch, der diesem Kind begegnete, hatte zu ihm immer wieder „Du" gesagt. Eine Vorstellung, wie die Zitrone, die Körperempfindung auslöst. Irgendwann ist da wirklich eine Trennungsenergie überall im Körper.

Als Gefühle noch mit allem, was sie sind, da sein konnten, gab es kein erdachtes Ich. Im Gefühl gibt es keine Vergangenheit oder Zukunft, da gibt es nur den jetzigen Augenblick und das Gefühl, das gerade da ist. Es gibt ein Gefühl vom Leben. Es beinhaltet alles, was gerade ist: das Gefühl der Existenz, der vibrierenden Lebendigkeit; das Gefühl der Einheit und des Lebens. Das Existenz-Gefühl ist nichts, in dem alles ist. Das Gefühl von Unendlichkeit und Zusammengezogen sein ist so umwerfend und wunderlich. Das ist das natürliche Ich-Gefühl. Das immer da ist und immer da war. Das sich jeden Moment verändert und immer gleich bleibt. Es ist köstlich. Ein einziges großes Fest. Es ist einfach eine Lokalisierung ohne die Sehnsucht, nicht mehr lokalisiert zu werden. Es ist ein Bezugspunkt, der keine Trennung beinhaltet. Es ist das große Paradoxon. Es ist das größte Mysterium. Es ist das pure Leben. Es ist das Geschenk des Lebens.

Von hier aus lokalisiert sich der Körper selber. Hier scheinen Gefühle und Gedanken aufzutauchen. Das ist wichtig und genau so, wie es sein sollte.

Diese Empfindung der Existenz ist nie im Morgen oder im Gestern. Sie kann nur in der Gegenwart sein, weil sie nur da auch wahrgenommen wird. Wenn nur dieses Existenz-Gefühl wahrgenommen wird, wirst du es wahrscheinlich nicht mehr als Ich benennen. Jede Benennung würde dann aufhören. Es ist etwas, was weit über die normale Ich-Vorstellung hinausgeht. Ich werde das Ich-Existenz-Gefühl mit DAS umschreiben, damit klar wird, das es etwas ist was jenseits der Vorstellung von einem Ich ist.

Dann entstand die Trennungsenergie: „Das ständige in eine Zitrone reinbeißen." Auch ein Gefühl, aber zum ersten Mal ein Gefühl, das anders war. Es schien so, als ob das Gefühl nur existieren könnte, weil etwas fehlte. Ein Gefühl, das da ist, weil etwas nicht da ist. Ein großes Dilemma. DAS, das vorher alles war, war nun etwas, das getrennt war. DAS wurde zu einer Ich-Vorstellung. Was mache ich morgen? Gestern hat mir das Essen nicht geschmeckt! Meine Frau hat mich verlassen. Ich bin ein schlechter Mensch etc. Dieses Ich-Denken ist etwas, was DAS überlagert und scheinbar aus der Gegenwart in das Spiel der Gedanken holt. Das Ich-Denken macht die Dramen des Lebens aus. Die Ich-Vorstellung hat sich da eingeschmuggelt und bringt ein ganzes Paket an Sehnsüchten und Verbesserungsvorschlägen mit.

Es war nicht mehr dieser einzige, köstliche, gefühlte Augenblick. Nein, es war nun etwas, das durch die Zukunft oder Vergangenheit scheinbar existierte. Es war nicht mehr in diesem Moment, es war etwas, was eigentlich nicht sein konnte. Es war etwas, was sich selber an den Füßen hochheben und in der Luft schweben konnte. Ein Konstrukt. Eine Vorstellung. Und das alles nur, weil ein Gefühl von einem Nichtgefühl da war.

Du weißt nicht, was der Unterschied ist? Das Ich-Existenz-Gefühl muss nicht gesucht werden. Es ist schon da, ist genau das, was du jetzt bist und fühlst. Das ist alles. Es ist nicht etwas, was unerreichbar ist und sich ganz anders anfühlt als das, was du jemals gefühlt hast. Es ist genau das, was jetzt bei dir ist, dieses, was jetzt da ist. Ohne es mit „mein" zu benennen, ohne gedacht zu werden. Es ist schon da. Einfach das, was erscheint.

Diese Trennungsenergie, die Ich-Vorstellung entspricht deiner Aufmerksamkeit. Du kannst beides gleichsetzen. Es gibt ja scheinbar bei dir die Möglichkeit, deine Aufmerksamkeit irgendwohin zu lenken. Auf Gedanken, auf Gefühle, auf den Vogel, der vorbeifliegt, auf dieses Buch oder auf was auch immer. Dadurch entsteht das Gefühl, dass das, worauf du die Aufmerksamkeit lenkst, auch du bist. Wenn jemand seine Aufmerksamkeit zum Beispiel extrem auf sein Auto setzt, dann hat er das Gefühl zu sterben, wenn da eine Beule reingefahren wird. Er ist zu diesem Auto geworden. Oder wenn dein Partner seine Aufmerksamkeit nur auf dich setzt und du mal zu spät nach Hause kommst ... Dann ist aber etwas los. Da aber in dir jeden Moment Gedanken auftauchen, wurde die Aufmerksamkeit schon sehr früh immer auf Gedanken gesetzt. Es spricht ja jeden Moment eine Stimme, die du hörst. Und das jeden Tag, jede Minute und jede Sekunde. Natürlich erregt sie deine Aufmerksamkeit. Natürlich gibt es Gedanken und das Gefühl, dass du das bist.

Wenn du dein ganzes Leben über die Aufmerksamkeit allein auf dein Knie richten würdest, würde ganz klar der Gedanke kommen, dass du selbst das Knie bist. Da du nun deine Aufmerksamkeit nicht auf dein Knie richtest, ist es bei dir wohl der Gedanke, dass du die Gedanken bist. Oder noch extremer: dass du die Aufmerksamkeit bist.

Trennungsenergie ist Aufmerksamkeit. Die Aufmerksamkeit kann nur auf einen Punkt gerichtet sein und somit ist sie nicht woanders – und das ist Trennung. Darum ist es auch so schön, ins Kino zu gehen oder mit jemandem zu schlafen. Die Aufmerksamkeit ist nicht mehr bei den eigenen Gedanken. Sie weitet sich aus, verliert sich und dann gibt es keine Trennungsenergie mehr, keine Vorstellung vom Ich. In dem Moment bist du niemand. Du bist das, was du eigentlich bist. Die Existenz. Du bist nur noch der Moment: mit allen Gefühlen, Gedanken, Sinneseindrücken. Du bist im Paradies. Das, was eigentlich immer da ist. Doch dann kommt die Aufmerksamkeit zurück und auch die Ich-Vorstellung. Dann hockst du wieder mit all deinen Problemen da und willst zurück in die Selbstvergessenheit.

Vielleicht versuchst du es damit, die Aufmerksamkeit auf Macht zu lenken oder auf eine tolle Frau aus den Spielfilmen. Oder du meditierst und lenkst die Aufmerksamkeit auf das Nichts, auf die Unendlichkeit. Und ja, es gibt wieder schöne Gefühle – und nein: die Aufmerksamkeit kommt zurück. Nun willst du mehr von dem Zustand der Ich-Losigkeit.

Doch Aufmerksamkeit ist schon im Spiel der Trennung enthalten. Nur wenn sie nicht mehr da ist, ist Einheit gefühlsmäßig auch da. Also bringt es gar nichts, seine Aufmerksamkeit auf etwas anderes zu lenken; und wenn, dann nur für ein paar Minuten. Denn auch Aufmerksamkeit taucht in dem Unendlichen auf und ist einfach, was sie ist.

Sogar wenn die Ich-Vorstellung mal wegfallen sollte (die Vorstellung an eine Zitrone), kann es sein, dass in deinem Körper immer noch Trennungsenergie vorhanden ist (der saure Geschmack im Mund), einfach, weil er schon so lange da war und der Körper nun von selbst, nunmehr ohne Vorstellung, den sauren Geschmack produziert. Ja, auch ohne das Ich kann also Aufmerksamkeit da sein, Trennungsenergie. Also, fragst du dich, worin besteht dann der Unterschied? Natürlich gibt es keinen. Du kannst also entspannen.

Falls du das alles bis jetzt nicht nachvollziehen konntest, macht das übrigens auch nichts. Wenn du noch verwirrter bist als vorher, ist das sogar ein sehr gutes Zeichen.

Denn für jemanden, der sich für einen Jemand hält, ist es einfach nicht möglich zu verstehen, dass es ihn noch nie gab. Weil Gedanken einfach nicht paradox denken können. Das liegt nicht in ihrer Natur. Erziehe mal Haie zum Vegetarismus. Dann wären es einfach keine Haie mehr.

Wenn aber herauskommt, dass dieses Ich, das als Trennung erscheint, auch Einheit/Leben ist, wäre dies sein Ende. Obwohl es immer noch erscheinen könnte, denn Einheit/Leben ist auch das und wird immer alles sein. Dann würde sogar die Trennungsenergie wieder zum DAS werden, obwohl sie DAS auch schon immer war.

Also noch einmal: Es ist absolut klasse, wenn du ausgestiegen bist. Am besten wäre es, wenn du so verwirrt wärst, dass du am liebsten das Buch in die Ecke werfen würdest, da du irgendwie schon mitbekommen hast, dass du es nie verstehen bzw. begreifen kannst, es also niemals dir gehören wird. Daher fühlt sich dein Gehirn nur noch wie Wackelpudding an. Lass es wackeln! Sogar, dass du noch nicht einmal verstehst, warum es gut wäre, es nicht zu verstehen, ist prima.

Da du ja diese Sätze liest, gibt es anscheinend irgendetwas, das dich noch lesen lässt. Obwohl alles wackelt. Obwohl du nichts gewinnen wirst. Obwohl es niemanden gibt, der etwas verstehen kann. Es passiert einfach. Völliges Nichtverstehen und Weiterlesen.

Ich stelle dir noch einmal die Fragen, die du schon einmal beantwortet hast. Doch werden sie etwas anders gestellt. Daher schau, dass du sie wieder frisch beantwortest. Antworte also wirklich das, was du gerade erfährst. Nicht das, was du glaubst, zu wissen. Sondern direkt und klar, was du jetzt spürst.

Horche in die Fragen hinein.

Bist du am Leben?

(„Hä", sagst du wahrscheinlich, „das ist noch immer eine spinnige Frage, aber ja, ist doch klar wie Kloßbrühe!")

Woran merkst du das?

(Fühle wirklich in das hinein, was jetzt gerade da ist. Welche Antwort erscheint in dir, wenn du zum ersten Mal in deinem Leben versuchst, herauszufinden, woran du merkst, dass du am Leben bist? Es also nicht als Gegebenheit voraussetzt, sondern es selber erforschst. Da ist ein Gefühl von Existenz! Das muss es sein. Öffne dich dem, erforsche es. Werde ganz zu dem Gefühl. Das ist es, was du bist. Vielleicht ist es sogar noch nicht einmal ein Gefühl, sondern etwas völlig anderes.)

Wenn du etwas gefunden hast: (Jetzt wird es ganz heikel. Versuche wirklich, ganz genau in dich hineinzufühlen.)

Das, woran du merkst, dass du am Leben bist, ist es da, weil es in dir als Person erscheint? Oder ist es da und das Gefühl von einem Jemand erscheint auch, einfach so?

Lass dir Zeit! Dies ist eine sehr ernst gemeinte Frage:

Gehört alles das, was wahrgenommen wird, zu dir? Gehört es jemandem? Oder erscheint auch das, dass es jemanden in der unmittelbaren Wahrnehmung gibt?

Gehe nicht zu dem, was du glaubst, zu wissen. Sondern nur zu dem, was jetzt gerade dein eigenes Erlebnis ist. Gehe nicht zu dem, was du gehört hast, was dir andere eingeflüstert haben. Was dein eigenes Flüstern geworden ist. Gehe zu dem, was jetzt gerade wahrgenommen wird.

Unendlich lange Pause ...

Solltest du das Obere nicht verstanden haben, was ja toll ist, aber du hast vergessen, dass es toll ist, dann frage ich anders:

> *Taucht alles das, was aufgetaucht ist und woran du merkst, dass du am Leben bist, in der unendlichen Liebe auf? Oder ist Liebe nur ein weiterer Bestandteil von dem, was neben dem „Alles" auftaucht?*

Wieder Pause. Fühle einfach, was gerade da ist.

Falls es der Fall sein sollte, dass du deine unmittelbaren Wahrnehmungen zugelassen hast, wirst du nie jemanden finden, der außerhalb dessen ist, was gerade wahrgenommen wird. Das bedeutet, dass es nur das Wahrnehmen gibt.

> *Bist du dann jemand, dem das Wahrnehmen geschieht?*
>
> *Oder ist da Wahrnehmung, in dem ein Jemand wahrgenommen wird?*

Anders ausgedrückt:

Bist du unendliche Liebe, in der alles erscheint? Oder bist du ein Jemand, dem Liebe erscheint?

Antworte, finde deine eigene Antwort. Und auch, wenn es nur ein Hauch davon ist.

Keine Angst, es geht hier nicht darum, dir dein Ich oder deinen Glauben an Trennung und damit an Schmerzen zu nehmen. Also nicht darum, dass du irgendetwas verlieren könntest oder dich verändern müsstest. Denn du willst das ja nicht! Es geht hier darum, zu sehen, dass es zwei Möglichkeiten gibt, das Leben zu feiern.

Die Möglichkeit aus der Sicht der Trennungsenergie:

Es ist jemand da und um ihn herum existiert etwas, das diesem Jemand wehtun könnte. Das Leben ist bedrohlich, du bist ihm ausgeliefert. Nichts geht so, wie du es willst, deine Wünsche und Sehnsüchte werden nicht erfüllt. Keiner liebt dich. Du bist nicht genug. Du machst keinen Unterschied in diesem Leben. Niemand wird dich vermissen. Du bist einsam und alleine. Die Gefühle, die du jetzt hast, sind nicht die richtigen.

Oder die Möglichkeit aus der Sicht des Lebens:

Es ist niemand da, der das Leben kontrollieren will und kann. Das Leben wird gefeiert, egal was ist. Es gibt nur unendliche, bedingungslose Liebe. Es gibt nur bedingungslose Gefühle, die jetzt auftauchen. Alles an Gefühlen darf sein. Du bist das, was alles beinhaltet und alles ist.

Ja, ja, ist schon klar, dieses komische „Niemand ist da"-Geschreibsel ist echt nichts für schwache Nerven. Das regt doch nur auf. Es ist doch jemand da, sagst du. Da ist doch ein Körper, ein Mensch, der behauptet, ein Ich zu haben und eine Persönlichkeit. Der scheint anscheinend herumzugehen und über deine Witze lachen zu können (und das kann echt nur jemand, der auch da ist) und wenn du eine Nadel in seine Haut piekst, schreit er „Aua". Aha, da ist doch jemand.

Nun, natürlich ist da etwas, an dem kann man sich stoßen. Wenn man die Faust von dem anderen aufs Auge bekommt, tut es weh. Da scheint etwas zu sein. Aber einem Baum tut es auch weh, wenn man mit aller Kraft darauf schlagt. Wenn man etwas Spitzes in ihn sticht, kommt da Harz heraus, „blutet" er auch.

Also, dass da niemand ist, heißt nicht, dass da keine körperliche Erscheinung ist. Die ist lebendig – und wie! Die ist pures, echtes Leben. Aber dass diese körperliche Erscheinung glaubt, dass da etwas ist, was vom Rest getrennt ist, das ist die verrückte Idee eines Wahnsinnigen. Aus der Sicht des Lebens bist du wahnsinnig. Weil du glaubst, jemand zu sein. Also etwas, das von allem getrennt ist. Tiere und auch Steine würden sich kugeln vor Lachen, wenn sie das könnten. Wenn ihnen jemand erzählen würde, dass der Mensch glaubt, etwas zu sein, was nicht in Einheit/Leben eingebettet ist; sprich, ein Jemand zu sein, der viel wichtiger ist als die Sonne, das Meer, ein Kieselstein oder unwichtiger als jemand anderes. Und das alles nur, weil dieser Jemand sagen kann: „Hurra, mich gibt es!" Oder wie manch andere sagen würden: „Schade, oh je, welch ein Unglück, ich bin noch am Leben." Und dieser Jemand versucht, das Beste aus dem Leben zu machen, ein bisschen Glück zu finden oder wenigstens einen etwas größeren Busen zu haben, weil der alte wirklich eine Nummer zu klein für diesen Jemand ist.

Diese Krönung der Schöpfung, das, was wir den Tieren voraushaben, auf das wir so stolz sind, weshalb wir uns gegenseitig und alles andere umbringen, ist nichts weiter als ein nette, bedeutungslose Erscheinung im Spiel des Lebens. Ein Gedanke, der sagt, dass das Leben anders sein sollte.

Vielleicht wird das klarer, wenn du dir einen Baum vorstellst. Dieser Baum hat von einer Sekunde zur anderen auf einmal den Glauben, jemand zu sein. Und zwar deshalb, weil er versucht, etwas zu vermeiden. Dieser Jemand ist getrennt von der Erde, von der Luft und von der Sonne. Der Baum fängt an, sich zu beschweren, weil er mehr Wasser oder mehr Sonne haben will. Er ist schief gewachsen und versucht nun, in die andere Richtung zu wachsen. Doch geht das nicht. Also sind die Umstände schuld. Die anderen Bäume. Alles ist irgendwie schrecklich, so wie es ist. Der Baum ist nur noch mit sich beschäftigt und damit, dass es anders sein sollte, als es ist. Doch was hat sich eigentlich verändert? Nichts. Er steht immer noch da, wo er steht, bevor er ein Niemand war und nachdem er ein Jemand ist. Er bekommt immer noch die gleiche Sonne ab und die gleichen Tiere springen um ihn herum.

Wenn erst einmal erkannt wird, dass niemand da ist, der das Leben kontrollieren, festhalten oder organisieren kann, weil alles Leben einfach erscheint, dann kann auch gespürt werden, dass das Leben vibriert, pure Lebendigkeit und bedingungslos ist. Dass sogar der Glaube daran, dass jemand da ist, Freude macht und auch zum Leben dazugehört. Jede Empfindung durch die Sinne ist dann ein intensives Erleben dessen, was endlich ungefiltert sein darf. Das pure Leben an sich.

Also, ich will dir nicht dein Leben madig machen, indem ich sage, dass niemand bei dir sei. Das wäre der absolute Wahnsinn. Das wäre ungefähr so, als würde ich sagen, dass es das Leiden, das du hast, nicht gebe und nie gegeben hat. Dass es nur Einbildung sei und du darauf reingefallen seist. Also, wie du siehst, völlig unmöglich. Denn dass du jemand bist, ist so sicher wie der Glaube daran, dass die Erde eine Scheibe ist, äh, ich meine, dass die Sonne um die Erde kreist, äh, ich meine, dass Frauen mit roten Haaren Hexen sind und verbrannt werden müssten, äh, na ja, du weißt schon, was ich meine. Eine absolut sichere Sache, die absolut nie und nimmer infrage gestellt werden muss. Denn das ist einfach eine hundertprozentige, echt total sichere, abgefahrene Sache.

Doch falls es in dir auch nur den allerkleinsten Zweifel geben sollte, dass irgendetwas nicht stimmt, dann lohnt es sich, diesen Glauben an einen Jemand mal genauer anzuschauen. Vielleicht ist das der einzige Grund, warum du so leidest. Vielleicht wirst du jemanden verlieren - dich, der sich ständig beklagt. Doch du würdest das Leben gewinnen, das schon immer da war und dich die ganze Zeit umarmt.

Nun sagst du, vielleicht immer noch: „Sag mal, spinnt der Typ? Ich bin doch ich, ich fühle mich doch, ich denke, also bin ich. Ich bin dieser Körper, der tut weh und bewegt sich. Ich sehe andere Sachen und jeder Mensch sagt ‚ich' zu sich selbst, also wird da schon etwas dran sein."

Ja, das stimmt alles. Dich gibt es. Du bist ein Ich. Mit genau den Gedanken und Gefühlen, die zu dir gehören und damit gibt es überhaupt kein Problem. Eigentlich könntest du das den ganzen Tag feiern, anstatt darunter zu leiden.

Natürlich bist du „du"! Natürlich ist da ein DAS/eine Existenz. Doch gehört dieses DAS niemandem, noch nicht einmal der Vorstellung. Ansonsten ist es nur wieder etwas Neues, von dem du willst, dass es deins ist. „Mein" Ich! Doch dieses DAS, ist einfach nur in dem Unendlichen aufgetaucht. Wie ein Baum, ein Vogel oder ein Haus. Es gehört dir nicht und hat dir noch nie gehört. Doch die Ich-Vorstellung, will auch etwas vom Kuchen abhaben. Es will auch Einheit erfahren.

Das Ich will sich auch auflösen können, voller Demut sein, Liebe und Glück erfahren. Alles, es will alles haben. Es soll ihm alles gehören.

Es will alles besitzen. Denn damit kann es nie mehr verloren gehen. Nie wieder braucht es den Schmerz der Trennung zu fühlen. Es will, verdammt noch mal, auch etwas von dem Einheits-Schokokuchen abhaben.

Einen ganz hundsmiserablen Trick hat sich da das Ich ausgedacht, das überallhin die Aufmerksamkeit lenkt, um das Glück zu finden – nur nicht auf sich selbst, auf den Übeltäter. Es will einfach nicht sehen, dass es keine Einheit haben kann, weil sie ihm nicht gehört.

Alles, was du machen würdest, um die Trennungsenergie zu überreden, nicht mehr da zu sein oder sich in der Hoffnung von ihr zu trennen, jedes Leid und alle Depressionen zu beenden, bestärkt sie. Denn das wäre genau wieder der gleiche Motor – wie kannst du den Schmerzen entgehen und im ewigen Frieden leben? Alles Tun kommt aus dem Gedanken, dass es Trennung gibt und verbunden damit jemand existiert, der glaubt, etwas tun zu können, um nicht mehr getrennt zu sein. Sonst würde ja ein Jemand versuchen, ein Nichtjemand zu sein.

Nun erscheint vielleicht diese Frage in dir: „Ja, ist schon klar, es gibt also niemanden und das kann gesehen werden.

Aber von wem? Da muss es doch wieder jemanden geben, der das sehen kann?"

Nein, das wäre eine neue Falle. Du hast ja gesehen, dass es nur das Leben gibt; alles, was jemals war und erschienen ist, ist das Leben, ist die Einheit. In ihr ist alles.

Wenn das also gesehen wird, wird es von Einheit/Leben gesehen. Weil es das ist, was gerade erscheint. Und das, was gerade erscheint, ist immer nur Einheit/Leben. Darin gibt es dann nicht auf einmal eine abgegrenzte Person, die Einheit/Leben durch-

schaut hat. Es gibt nur Einheit/Leben. Es gibt nur das, was gerade ist. Wenn nun Erdbeereis gegessen wird, ist es das, was in Einheit/Leben erscheint. Erdbeereis wird von niemandem gegessen, da das Ich nur eine Vorstellung ist.

Es gibt niemanden. Es gibt nur Einheit/Leben. In Einheit/Leben erscheint, dass das durchschaut wird. Also von wem? Nun, genau: Von niemandem, da es ja nur Einheit/Leben gibt, das sich gerade als Durchschauen manifestiert und erscheint.

Also wir haben jetzt zwei Möglichkeiten:

Es hat ein leises „WOW“ gegeben, ohne dass du irgendetwas verstanden hast. Du hast dich immer mehr in das Nicht-Wissen fallen lassen. Du hast dich nicht mehr festhalten wollen. Die Ich-Vorstellung hat einfach keine Energie mehr bekommen. Nur DAS ist übrig geblieben. Nur das Fühlen in etwas, in dem es niemanden gibt. Der Fall war so tief, dass sogar das Wissen über einen Jemand, der fällt, fallen gelassen wurde. Es gibt niemanden mehr, der fällt. Nur immer weiter fallen. Was bleibt?

Das Buch halten! Den Atem hören! Körperempfindungen! Geräusche! Es bleibt das pure Leben, die pure Fülle, in der es Berührung gibt.

Also wie gesagt, es hat ein „WOW“ gegeben und du verstehst gar nichts und willst auch gar nichts mehr verstehen. Dieses „WOW“ kann auch so unmerklich gewesen sein, dass es kaum wahrgenommen wurde, weil es einfach schon immer da war. Vielleicht merkst du überhaupt keinen Unterschied und wunderst dich nur, wovon ich hier spreche.

Also, du hast gerade nichts verstanden, es ist total verwirrend und du hast das Gefühl, das Buch eines Irren zu lesen. Dann bist du genau da, wo du sein sollst und hättest bestimmt auch Recht. Aber das wolltest du ja auch mal beiseitelassen, schon vergessen? Denn wie gesagt, es ist einfach nicht möglich zu verstehen, das Rechthaben jedoch wird etwas aufgeweicht. Und je mehr du das Gefühl hast, dass du nichts verstehst und es dich verwirrt, umso näher bist du dem, was du wirklich bist, was schon immer da war und nicht getrennt ist:

Das reine Sein, vibrierende Lebendigkeit, die keine Vorstellungen und keine Konzepte hat; das reine Sein, das nichts verstehen muss, nichts verstehen kann. Leben, das einfach Leben ist. Leben, das niemandem gehört. Gefühle, die da sind und immer da sein werden.

Wenn alles Sein, alles Einheit/Leben ist, was könnte jetzt noch dafür getan werden, welche Mühe braucht es jetzt noch, der zu sein, der du schon bist?

Höre mal einen Moment! Höre auf das Leben. Hörst du die Geräusche? Sind sie nicht wunderschön? Sie passieren einfach und Hören geschieht ohne die kleinste Anstrengung. Das Leben geschieht ohne die kleinste Anstrengung. Das Sehen, Fühlen und Denken geschieht. Es passiert jeden Moment, auch ohne dich und auch mit dir. Du kannst nichts dafür oder dagegen tun. Spürst du, wie es einfach passiert? Oder musst du etwas dafür tun? Musst du das Hören machen?

Es passiert doch einfach, oder?

In den Sinneswahrnehmungen bist du schon immer da. Diese sind immer total im Augenblick. Mehr wahrnehmen geht nicht als das, was jetzt wahrgenommen wird.

Du musstest dich noch nie anstrengen, um zu riechen, zu sehen, zu fühlen, zu hören, zu schmecken. Dafür musstest du noch nie etwas tun. Das Tun entsteht erst, wenn du versuchst, das, was jetzt da ist, zu verändern. Dann entsteht der Gedanke, dass etwas getan werden kann und muss und das ist anstrengend. Höre einfach! Hören geschieht. Fühle einfach! Fühlen geschieht. Denke einfach! Denken geschieht. Du bist dieser anstrengungslose Augenblick, in dem alles sein darf. Warum liebst du dich eigentlich so unendlich? Vielleicht einfach, weil du das Leben bist.

Du hast es schon erkannt:

> *Nur die Ich-Vorstellung/Gedanke sucht danach, von der Ich-Vorstellung frei sein zu können.*

Mit anderen Worten: Für den jetzigen Augenblick hat es keine Bedeutung, ob es eine Ich-Vorstellung gibt oder nicht. Nur für die Ich-Vorstellung scheint es eine Bedeutung zu haben.

Wenn du eine Fata Morgana anschaust, ist diese nicht wirklich. Aber in der Welt der Erscheinung hat sie anscheinend für denjenigen, der sie anschaut, eine Bedeutung. Nur in diesem Moment, in diesem einen Augenblick, in dem sie wahrgenommen wird, ist sie auch da. Wenn sie nicht wahrgenommen wird, ist sie nicht da, versteckt sich auch nicht irgendwo oder muss überwunden werden. Doch vielleicht geschieht es, dass sie durchschaut wird als das, was sie ist: als Fata Morgana. Dann kann sie weiterhin sein, aber sie wird einfach als Erscheinung gesehen.

Wir machen die Holzhammermethode. Du wirst jetzt größer als dein Rechthaben. Du betrittst einen Raum, in dem du aufhörst, nach einer Lösung zu suchen, in dem erkannt wird, dass deine Ich-Vorstellung nicht deine Ich-Vorstellung ist, sondern niemandem gehört. Du weißt nicht, wie das geht und das ist auch gut so, denn jedes Wissen kommt von den Gedanken, die die Trennungsenergie verbergen. Also kannst du nur diese Schritte machen, wenn du nicht weißt, wie es geht und es auch sehr hinderlich wäre, zu wissen, wie es geht. Du machst es einfach dadurch, dass es passiert. Es ist, wie deinen rechten Arm zu heben – du weißt nicht, wie du das machst. Du kannst es verstehen und analysieren und dann Gedanken haben, die sagen: Jetzt hebe ich meinen Arm – aber nichts passiert. Erst wenn es passiert, passiert es.

Also, ich zähle gleich von zehn rückwärts, bei null wird es einfach passieren. Es wird dann gelebt werden. Wenn dann das Leben kommt, kommt es. Aber es wird nicht schon vorher versucht, es zu vermeiden. Gib es auf, dein Ich beschützen zu wollen. Lass es los. Siehe, dass es niemanden gibt, der es loslassen kann und dem es gehört. Es gibt niemanden, der das machen könnte, der das entscheiden könnte und wenn sich der rechte Arm hebt, hebt er sich halt. Du fällst einfach in den gefühlten Augenblick. Dann ist nur noch das reine Fühlen da.

Du wirst dich wieder dem Schmerz öffnen. Du wirst wieder berührbar sein. Es gibt niemanden mehr, der etwas schützen kann und will. Das Leben wird nicht mehr ausgegrenzt.

Schau dich ein letztes Mal in der Welt um. Hebe deine Augen vom Buch und sehe alles, was gerade ist. Auch jeden Gedanken, jedes Gefühl und jedes Grundrauschen, auch jedes Trennungsgefühl, also jede Ich-Vorstellung. Schau dir alles an. Gleich wird das alles nur noch gesehen werden, ohne dass es etwas gibt, was es verändern will. Es wird alles zugelassen und nichts muss mehr geschützt werden. Dadurch wird es keine Grenzen mehr geben. Ohne Schutz ist alles am Fließen. Ohne Schutz gibt es niemanden mehr.

Also, ein letzter Blick in die alte Welt. Bei null hebe bitte deinen linken Arm als Symbol dessen, dass es passiert ist, denn du weißt einfach nicht, wie das gehen soll, den Arm hochzuheben oder das es passiert.

Es gibt dadurch keinen besseren Zustand für jemanden, es wird sich dadurch nichts verändern. Aber da du diese Worte gerade liest, passiert es einfach, sonst würdest du sie nicht lesen.

Wenn du gleich springst, kann es nur eines bedeuten: Du lässt alles hinter dir! Jeden Wert, den du irgendeinem Gefühl oder Gedanken gegeben hast. Jeden Wert, den du ihnen auferlegt hast und deshalb daran festhältst. Du gehst das Risiko ein, ganz verlassen zu werden. Jede Beziehung und jede Bedeutung, die du der Welt gibst, wird wert-los. Alles wirst du hinter dir lassen, sogar deine Kinder und deine Geliebten. Dein ganzes Geld und deine Macht. Du kannst nur springen, wenn du bereit bist alles aufzugeben und dann ganz nackt und alleine da stehen wirst. Und wenn du nur einen Krümel findest, der es wert ist, ihn zu behalten, wirst du nicht ganz schutzlos und frei da stehen können.

Übergib jeden Wert und jede Bedeutung, die diese Welt für dich hat, diesem Sprung! Voller Vertrauen, dass du mit Nichts springen wirst, um dadurch alles Wahre zu finden! Nicht deine Bedeutung, sondern die Beziehung, die erscheinen wird.

Gib alles auf, lass dich von allem verlassen! Sogar von dem Wunsch nach Veränderung und Erleuchtung! Von allem, was dir jemals etwas wert war und jemals sein wird!

Bei jeder Zahl gibt es anhand einer Geschichte ein wenig Futter für das Sein. Damit der Sprung etwas dramatischer wird.

Alles klar?

Anschnallen!

Countdown

10

Ein Balken kreuzt gleich einer Wippe einen langen, schmalen Steg. Der Steg verliert sich auf jeder Seite im dichten Nebel, wobei die beiden Enden des Balkens frei beweglich über scheinbar grenzenlosem Abgrund schweben.

Du stehst auf dem einen Ende und versuchst, jede kleinste Bewegung von mir auf dem anderen Ende auszubalancieren.

9

Nur dein Atem durchbricht die Stille. Angespannt fasst du den Entschluss, nicht länger stumm zu bleiben, sondern mit mir zu reden. Aber schon bei dem ersten Wort von dir erschallt von überall her ein Echo, das mich zusammenzucken lässt.

8

Solange schwiegst du schon, dass du einfach die Kraft des Halles vergisst, der uns nun aus dem Gleichgewicht wirft. Der Balken fängt an zu schwingen. Ich rudere mit den Armen, nach Halt suchend, in der Luft.

7

Dieses Mal flüsterst du: „Ich werde zum Steg springen". Entsetzt mache ich eine ruckartige Bewegung. Das bringt den Balken wieder zum Schwanken. Jedes kleinste Schaukeln treibt mir eine Gänsehaut über den Rücken. Die Arme weit ausgebreitet, sehe ich nach unten. Schwindel überkommt mich in dieser Höhe, ich muss mich besinnen, den Blick geradeaus lenken. Wie gebannt schauen meine Augen aber in die Tiefe, die sich unter mir auftut.

6

„NEIN", schreie ich. Der unerwartete Ruf lässt mich für einen Moment den Balken unter den Füßen verlieren. Das Echo prallt hart und tausendfach verstärkt zurück. Ich falle auf das Holz und umklammere es. Das Schaukeln steigert sich bis ins Unerträgliche. Splitter treiben in meine Finger und schneiden die Haut auf. Die Schmerzen helfen mir, bei Bewusstsein zu bleiben.

5

Irgendwann beruhigt sich allmählich der Balken, bis er zum Stillstand kommt. Der Schock sitzt tief in meinen Gliedern, gießt alles ein. Herzschläge pochen in meinen Schläfen. Mir wird klar, dass ich niemals den Balken freiwillig loslassen werde. Meine Sehnsucht nach Unabhängigkeit öffnet meine Finger, die langsam über das Holz fahren.

4

Tief in mich hineinatmend fange ich an, meinen Körper aufzurichten. Dann stehe ich. Du stehst schon lange. Ich weiß, dass du jetzt springen wirst. Stumm treffe ich die innerliche Vorbereitung, auch zu fliegen. Ohne Worte ist der Augenblick benannt worden, in dem ich mich mit allerletzter Kraft abstoßen werde.

3

Dein Blick ist klar und fest. Ich mache mich bereit. Ich muss springen - mit dir, zum Steg. Fliegen. Jetzt. Du springst!

2

Ich springe sofort auf den Steg zu. Kralle mich mit den Fingern an ihm fest. Rutsche ab. Versuche es erneut. Meine Nägel springen auf, setzen wundes Fleisch frei. Langsam ziehe ich mich hoch. Schmerz durchfährt mich.

1

Ich bin oben, atmend. Du hängst noch mit beiden Armen am Steg, unter dir Nichts. Sofort beuge ich mich zu dir herab, um dich hochzuziehen. Ich sehe deine liebevollen Augen. Du lächelst und lässt los.

0

und nun bitte im freien Fall den linken Arm heben.

(Wer entscheidet den Arm zu heben? Weißt du wirklich wie es geht? Hast du wirklich die Kontrolle darüber? Passiert es nicht einfach? Spüre das Wunder des Hebens. Spüre das Wunder des Fallenlassens.)

Es ist geschehen! Alles hat sich verändert! Du bist gesprungen und hast alles hinter dir gelassen! Dem Leben wurde jeder Wert genommen, den du ihm aus Angst vor dem Tod und dem Verlassen sein gegeben hast. Jedes Festhalten an einem noch so schönen Gefühl oder faszinierenden Gedanken, wurde losgelassen. Du bist nun frei! Jeder Wert kam nur aus deinen Vorstellungen. Was bleibt, wenn es da nichts mehr gibt?

Und

Es ist geschehen, auch wenn du nichts merkst und keine spürbare Veränderung eingetreten ist. Darum geht es ja: Nichts muss verändert werden, um zu sein. Das flüstert dir ja nur die Trennungsenergie zu. Gefühle sind immer noch da. Es sind die gleichen, wie immer, doch nun dürfen sie da sein. Sie wurden von ihrem Versprechen befreit etwas Besonderes zu sein oder irgendeinen Wert zu schützen. Es gibt keine Anspannung mehr oder sogar die Anspannung darf jetzt da sein. Wirklich alles, was jetzt da ist und auch schon vorher da war, ist der gefühlte Augenblick. Alles, so wie es ist, ist das Sein, ist Einheit/Leben. Du kannst nichts dafür tun und musst auch nichts dafür tun. So wie du nicht wusstest, wie das Wunder passiert ist, dass dein Arm sich heben konnte, so ist das Wunder passiert, dass gesehen wird, dass es niemanden mehr gibt. Auch wenn sich nichts verändert hat und noch scheinbar jemand da ist, sogar Gedanken auftauchen, wie:

Es müsste sich anders anfühlen. Ist dies das Glück? Das ist aber langweilig. Es hat sich echt nichts verändert, also muss noch mehr gesucht werden. Da muss es doch noch etwas geben. Das Leben und ich müssen anscheinend anders sein, damit es passiert.

Gedanken tauchen weiterhin auf, aber sie überschatten jetzt nicht mehr das Gefühl, das da ist. Gedanken und Gefühle, die jetzt erscheinen, sind einfach ein unendlicher Beweis für das, worin sie auftauchen. Ihre Existenz, gleichgültig welcher Art, ist ein Ausdruck der unendlichen Liebe – ansonsten würden sie nicht auftauchen können.

Du kannst übrigens den Arm wieder runternehmen.

Es gibt nun eine Erinnerung an das, was du bist. Alles, was erscheint, wurde schon erlaubt, zu sein. Alles, jedes Gefühl, jeder Gedanke kann nur auftauchen, weil ihn das Unbeschreibliche, Unendliche, das alles beinhaltet, schon erlaubt hat. Daher gibt es nun ein Wissen darüber, keinen Stress mehr zu haben, den Stress zu haben, irgendetwas akzeptieren zu müssen, etwas okay zu finden, in der Welt herumzulaufen und es wie ein Mantra zu sagen, dass das auch jetzt sein darf. Nein, es wurde schon erlaubt, zu sein, lange bevor du glaubtest, dich noch einmischen zu können.

Wenn nichts mehr verändert werden muss, dann ist alles, wie es ist, vollkommen. Nichts in dir muss und kann auch von dir verändert werden. Weil es niemanden gibt, der etwas verändern kann. Veränderungen passieren. Wind weht. Sonne scheint. Schmerzen sind da. Schmerzvermeidung ist da. Sein ist, Einheit ist, Leben ist, ohne dass es ein Konstrukt von jemandem gibt, der dieses Spüren, Erleben oder Fühlen braucht oder es auch kann. Trennungsenergie beherrscht jetzt nicht mehr das Sein und versucht sich aufzulösen, nein, es ist das Sein, das niemandem gehört. Wenn überhaupt noch Trennungsenergie existiert, gibt es keinen Unterschied, ob es Trennungsenergie ist oder ein Baum, Angst oder Liebe. Alles ist Einheit/Leben, was es schon immer war, aber es hat anscheinend aufgehört, zu spielen. Das ernste Spiel ist vorbei und jetzt könnte mit Leichtigkeit weitergespielt werden.

Wenn du nichts mehr verändern musst und dein Suchen von dir

durchschaut wurde, ist alles, was jetzt erscheint, jeder Gedanke, jedes Gefühl, jede Erscheinung, jede Ahnung, jedes Bild über eine Vergangenheit und Zukunft, das, was du willst und immer schon wolltest. Wenn du nicht weißt, was du willst, schau dich einfach um. Gedanken über Krieg in der Welt und furchtbare Bilder, das ist das, was du wirklich willst. Gefühle tauchen auf, dass etwas anders sein soll oder dass du hilflos bist. Sogar, dass du vergessen hast, dass du das willst, ist das, was du willst. Dieser Moment ist der Ausdruck des absoluten Heiligsten und Schönsten, das sich jetzt zeigt. Auch wenn es Horror gibt, ist es das, was du jetzt willst. Es gibt nichts, was davon ausgenommen werden könnte. Wirklich gar nichts. Erforsche und spüre alles, was sich jetzt zeigt - das bist du! Alles, was sich jetzt zeigt, ist der Gipfel der Erscheinung dessen, was du dir in deinen kühnsten Träumen hättest ausmalen können. Besser geht es nicht. Und wenn du mit dem nicht einverstanden bist, ist es genau das, was du willst. Diese Millisekunde atmet. Was bleibt, wenn dein Wille schon geschieht - jetzt und jetzt und jetzt und jetzt?

Die Liebe ist da, die alles in sich hält. Liebe dafür, dass du etwas anderes willst. Liebe dafür, dass du dich nicht liebst. Liebe dafür, dass du dich verändern willst. Liebe dafür, dass du dich getrennt fühlst. Liebe dafür, dass du deinen Körper schrecklich findest. Liebe dafür, dass du glaubst, alleine zu sein. Liebe dafür, dass du die Welt zerstörst. Liebe dafür, dass du das Leben bist. Liebe dafür, dass es niemanden gibt, der geliebt werden kann. Liebe sogar dafür, dass Schmerzen vermieden werden. Alles ist Gefühl, alles ist die Liebe, weil alles sein darf. Sogar das Fehlen von Liebe ist der unendliche Ausdruck.

Du bist das jetzt. Du warst nie etwas anderes.

Die Geborgenheit der Unendlichkeit hält dich. Sie ist es, die dich trägt.

Du bist niemand mehr, der diese Unendlichkeit halten kann. Du kannst sie nicht mehr fesseln. Sie ist einfach da im:

Fühlen, Denken, Leben, Atmen …

Jeder Moment ist ein Wunder. Er kommt nie wieder und ist einzigartig mit seinen Geräuschen, Farben, Düften. Dieser Moment ist ein unglaubliches Wunder. Er ist umwerfend einfach dadurch, wie er ist. Er ist einzigartig. Eine Schöpfung, die alles beinhaltet. Jede Träne, jede Bewegung. Eigentlich kann es nur das reine Staunen über den jetzigen Moment geben. Wie er sich jetzt zeigt und wieder für immer verschwindet. Er wird nie wieder so sein, wie er ist, dieser Augenblick. Mit all seinen Geräuschen, Gefühlen, Stimmen, Gedanken. Etwas so Unglaubliches, wie dieser jetzige Augenblick, ist der reinste Ausdruck des Unfassbaren, Unendlichen. Und du? Die Existenz darf daran teilhaben. Mit all ihren Sinnen - mit allem, was du bist.

In der Einheit/Leben passiert es dann vielleicht, dass es keine Vorsicht mehr gibt. Es werden die Impulse des Lebens gelebt werden. Ohne Kontrolle. Diese gab es eh nie, nur die Illusion einer Kontrolle. Diese Illusion wurde fallen gelassen. Nun sind einfach Impulse da und eine Intuition. Es gibt keine Vermeidung mehr. Es gibt niemanden mehr.

Wahrscheinlich fällt es dir jetzt erst einmal schwer, weiterzulesen, weil es nichts mehr gibt, was die Buchstaben richtig sinnvoll zusammensetzt. Es gibt zwar immer noch das Lesen. Aber es gibt keinen Bezugspunkt mehr. Alles ist genauso wie vorher und doch ist alles ganz anders. Aber ich versichere dir, dass du nicht wahnsinnig geworden bist, sondern Einheit/Leben einfach das ist, was schon immer da war, aber immer übersehen wurde. Es ist also alles in Ordnung. Das Verstehen hat nur gerade aufgehört, irgendetwas zusammenhalten zu können.

Tja, dumm gelaufen, nun wird es so sein, dass du wahrscheinlich einfach nicht mehr weiterlesen willst oder es keinen Sinn machen würde. Es kommt dir absurd vor (und es gibt niemanden, dem es absurd vorkommen könnte), noch irgendwie glauben zu können, dass das Weiterlesen dich dem Sein näherbringen könnte.

Es hat mich gefreut, dir im getrennten Sein scheinbar zu begegnen. Einheit/Leben hat sich selbst erkannt und lässt dich grüßen. Ach nein, du weißt schon, was ich meine. Also dann, bis irgendwann.

Selber reingelegt

Du liest also doch weiter - und ich schreibe weiter.

Irgendwie konnte ich dich nicht austricksen. Trotz meiner ganzen Versuche von dem, dass du alles aufgeben sollst.

Du hast erahnt, dass du nicht wirklich selber entscheiden konntest, um aufzugeben.

Du hast erahnt, wenn du das Gefühl hättest, dich selber entscheiden zu können, es genau das wäre, was die Illusion aufrechterhält. Sie versucht dir einzureden, dass es dich gibt und du eine Wahl hast und nach dieser Wahl entweder mehr Glück oder mehr Probleme haben wirst.

Du hast diesen kleinen Taschenspielertrick durchschaut. Das wäre eine Falle gewesen. Sobald du das Gefühl hast, etwas tun zu können, das Einheit/Leben beeinflussen könnte, entstehen natürlich mehr Trennungsgefühle. Es entsteht noch mehr das Gefühl, etwas hinterherjagen zu müssen, was eh schon da ist. Du hast mich hereingelegt! Du hast es gemeistert und ich konnte dich nicht täuschen!

Natürlich kannst du dich letztendlich nicht entscheiden. Es tauchen Gedanken auf, die dir zuflüstern: mach dies oder das. Und dann wird entweder dies oder das gemacht, einfach weil es passiert und nicht, weil dahinter jemand sitzt, der alles abwägen kann und sich dann für das Bessere entscheidet und damit Einheit/Leben reingelegt hat.

Du bist Sein! Du bist Leben! Du bist Einheit! Du brauchst absolut nichts, was hier drin stehen könnte. Es kann dich nicht noch zu mehr Sein führen, du kannst nichts verstehen, du kannst nichts tun, da es kein Ich gibt, das jemandem gehört.

Eigentlich müssten wir uns vor uns selber verneigen. Dieses Versteckspiel ist einfach großartig. Wir beherrschen es unglaublich gut.

Oder? Vielleicht ist das genau, was passieren sollte. Einheit/Leben fällt darauf rein, dass Einheit/Leben sich getrennt fühlt und immer noch Verstecken spielt. Oh ja, wieder mal genial - und kosmisch betrachtet, auch irgendwie witzig.

Also tief durchschnaufen, auch das ist Einheit/Leben, sie hat einfach nur recht. Vielleicht geht es nicht darum, sich für das Suchen oder gegen das Suchen zu entscheiden. Vielleicht ist das absolut unnötig. Es würde nämlich bedeuten, dass es wieder jemanden gibt, der das kann. Vielleicht geht es nur darum, zu sehen, dass Suchen oder Nichtsuchen einfach auftauchen und dass es niemanden gibt, der das entscheiden kann.

In Einheit/Leben erscheint vielleicht immer noch ein Ich-Filter oder ein Jemand-Filter. Dann ist es wirklich nicht nötig für Einheit/Leben (also für dich), zu sehen, dass es niemanden gibt. Es gibt dich ja, du bist jemand. Das ist in Ordnung. Das ist genauso, wie es sein soll. Dass es dich gibt, dass es jemanden gibt, der am Leben ist, kann auch gefeiert werden. Dieser Jemand erscheint in der Einheit/Leben und ist vollkommen in dem, dass er erscheint. Es darf einfach da sein. Ansonsten soll ja wieder etwas verändert werden.

Dein Haar gehört deinem Kopf. Doch dieser gehört deinem Körper. Dieser gehört der Erde. Die Erde gehört dem Sonnensystem. Das

Sonnensystem der Milchstraße. Die Milchstraße dem einen großen Schwarzen Loch. Das Schwarze Loch gehört dem Nichts. Das Nichts ist alles, was ist.

Das Haar auf deinem Kopf ist ein Ausdruck des absoluten Nichts, das alles ist. Du bist jemand. Das muss nicht verändert werden. Es ist das Nichts, das alles ist und es gehört niemandem. Alles, was erscheint, was ist, ist der höchste Ausdruck von dem, wie es sein sollte.

Vielleicht wird das klarer, wenn wir das Leben mit einem Traum vergleichen. Dieses Beispiel hat doch immer noch einen kleinen Reiz, den ich nicht so ohne weiteres von uns weisen möchte.

Im Traum ist alles, was geträumt wird, genau das, was geträumt werden soll. Alles, was geschieht, ist der absolute kreative Ausdruck dessen, was sein sollte. Es gibt keinen Traum, von dem man sagen würde, etwas sollte anders sein oder das passt da nicht hinein. Nein, das, was geträumt wird, ist die absolute Perfektion des momentanen Traumes, der erscheint. Genau das ist es, was das Kreative jetzt ist. Genauso ist es perfekt und genau das, was erschaffen werden sollte, denn aus der Unendlichkeit der Kreation wird genau das erscheinen, was da erscheint. Bedeutet: genau DAS ist es.

Wenn im Traum eine individuelle Person, die leidet oder sich für getrennt hält, erscheint, dann ist es genau das, was sein sollte. Wenn im Traum ein Unglück, bedingt durch Zerstörung oder Depression wahrgenommen wird, dann ist es genau das, was auftauchen soll. Diese Umstände erscheinen einer Person, die glaubt, in dem Traum zu sein. Diese Person denkt vielleicht (obwohl es im Traum kein Gehirn gibt, erscheinen anscheinend trotzdem Gedanken für die Person – seltsam, seltsam!), dass sie getrennt ist von dem Baum da drüben oder total einsam in ihrer Bude hockt, während um sie herum das Leben ist. Doch von größerer Distanz betrachtet ist alles, was in dem Traum erscheint, nicht getrennt. Auch Gefühle der Trennung erscheinen in der Einheit/Leben des Traumes. Und wenn im Traum ein Ich erscheint, das sich getrennt fühlt und das Suchen nicht lassen kann und deshalb in diesem Büchlein weiterliest, dann ist dies genau das, was erscheinen soll.

Kann der Traum etwas tun, damit er ein Traum wird? Vielleicht durch vegetarisches Essen, Antidepressiva, psychosomatische Kliniken, Gebete oder Meditation?

Der Traum hat kein Interesse daran, dass Trennung wegfällt. Oder dass ein Körper im Traum nur noch in ekstatischen Glücksmomenten durch die Gegend schwebt.

Schau dich um, genau da, wo du bist: Alles, was du siehst, fühlst, gerade wahrnimmst, ist alles, was es gibt; auch Gedanken an die Zukunft oder Vergangenheit sind Teil des „Alles", was es gibt, was jetzt gerade „Sein" ist. Wie im Traum – das, was erscheint, ist alles, was es gibt und es ist Einheit/Leben.

Einheit/Leben ist einfach nicht erpressbar. Was könnte sie schon wollen, was sie nicht hat?

Also, wenn du da jetzt eine Ahnung bekommst, dann entsteht Entspannung; das ist, was im Traum mit der scheinbar getrennten Person passiert. Wenn gesehen wird, ohne dass die scheinbare getrennte Person es sieht, dass alles Einheit/Leben ist. Nun kann auch die scheinbar getrennte Person entspannen. Alles, was sie dann sieht, wahrnimmt, fühlt, denkt, alles das ist Einheit/Leben, die sich selber zeigt.

Im Traum ist die Wand etwas, wogegen man laufen und sich wehtun kann. Aber die Wand erscheint im Traum, ist aus demselben Stoff wie ein Gedanke, ein Körper oder ein Gefühl. Es gibt keinen Unterschied. Doch, einen gibt es: dass es im Traum wehtut, gegen die Wand zu laufen – einfach zur Unterhaltung. Also kann die Person im Traum entspannen. Du kannst im normalen Leben entspannen. Alle Widerstände lösen sich auf. Auch Widerstände gegen die Widerstände. Alles ist Einheit/Leben. Auch, dass du dich als getrenntes Wesen erfährst, das jetzt ein Buch in der Hand hält und liest.

Ja, hm, wirst du dich daraufhin fragen, warum sollte ich das Buch dann hier lesen? Wenn alles Einheit/Leben ist, gibt es ja nichts, was mich dahin bringen könnte. Auch nicht die paar Euro, die ich für das Buch ausgegeben habe – und Bingo! Tatsächlich hat es überhaupt keine Bedeutung. Im Traum erscheint ein Buch, das behauptet, dass alles nur ein Traum sei. Und eine Person im Traum kann es lesen oder auch nicht, kann sich getrennt fühlen oder auch nicht. Es hat für den Traum an sich, für das Spiel, überhaupt keine Bedeutung. Der Traum wird dadurch nicht mehr oder weniger zum Traum. Traum ist auch ein unzureichendes Wort für die Einheit/Leben. Das klingt so unecht und irreal. Aber es ist alles real, wirklich! Im Traum ist die Wand real, gegen die man läuft und doch ist sie nicht real, da sie aus demselben Stoff ist wie Traum-Butter, Traum-Luft, geträumter Raum zwischen Atomen oder Traum-Atome selbst. Damit will ich nicht sagen, dass das Leben ein Traum ist. Es kommt nur dem Zustand viel näher als jede andere Wirklichkeitsbeschreibung.

Es ist ja sogar so, dass alles, was im Traum erscheint, Inhalt des Traumes ist. Sei es nun ein Baum, der Körper oder ein Gedanke. Alles, wirklich alles, ist der Inhalt des Traumes. Sogar Erfahrungen, Glückszustände, Ekstase, unendliche Liebe, pure Einheit. Alles ist Inhalt des Traumes. Nichts weiter. Egal, welche Form es annimmt. Das nenne ich Leben.

Jeder Inhalt wird dadurch, dass er da ist, auch wahrgenommen. Das nenne ich Einheit. Also alles, wirklich alles, ist Inhalt des Traumes und Wahrnehmung vom Inhalt des Traumes. Jeder Zustand, jedes Gefühl oder Gedanke. Daher kann kein Zustand näher an der Einheit dran sein als ein anderer. Puh, geschafft, du musst also nicht mehr irgendeinem Zustand hinterherjagen, weil das mehr Einheit/Leben ist, als das, was gerade erscheint. Mehr geht nicht.

Dass nun ein Teil des Trauminhaltes versucht, Einheit zu sein oder zu finden, ist in diesem Zusammenhang wieder mal recht drollig. Inhalt des Traumes kann einfach nicht Einheit sein, weil Einheit das Wahrnehmen des Inhaltes ist. Der Teil im Inhalt des Traumes, der denkt, dass er ein besonderer Teil ist, also du als Ich-Gedanke, ist einfach auch Inhalt des Traumes. Mehr nicht! Und natürlich auch nicht weniger. Jede Erfahrung wird immer Inhalt bleiben und das, was dieses alles sieht, wird immer dieses alles sehen. Für immer, unwiderruflich, Vertrag, wetten?

Natürlich kommen jetzt wieder solche Fragen wie: Warum erscheint im Traum eine Person (ausgerechnet ich!), die sich getrennt fühlt, warum andere Personen, die sich getrennt fühlen…? Warum, warum, warum???? Einigen wir uns darauf, dass es ein Wunder ist. Ein Wunder ist von der Trennungsenergie noch einigermaßen akzeptiert. Da hat sie wenigstens ein Wort, das schon fast wieder eingeordnet werden kann. Es ist ein Wunder. Du bist ein Wunder.

Im Traum erscheint ein Wunder. Manchmal will der Inhalt des Traumes immer noch unbedingt etwas kapieren, etwas, das ihn glücklicher machen könnte. Da ja alles vollkommen ist und nichts verändert werden muss, wenn es erscheint, ist auch das in Ordnung. Alles ist in Ordnung, sogar dieser Inhalt der glaubt du zu sein. Mit allen Fehlern. Mit allen Neurosen. Mit allen Schwächen und auch Stärken.

Der Inhalt glaubt vielleicht immer noch, dass es doch etwas geben müsste, dass er nur zu kapieren braucht und schon würde er spüren, dass er ganz ist. Dass er Liebe ist. Das muss es doch geben – der Inhalt müsste es nur verstehen und dann würdest auch du es schaffen, etwas glücklicher zu werden. Ja genau, auch du könntest es endlich schaffen!!! Es muss nur „klick" machen oder irgendein ganz simpler Ratschlag funktionieren, der hier stehen könnte. Es muss doch, verdammt noch mal, eine Lösung geben.

Der Inhalt des Traumes, also das Leben an sich, scheint vielleicht immer noch zu glauben, wählen zu können und Entscheidungen fällen zu können. Der Inhalt glaubt etwas bekommen zu können, wenn er sich richtig entscheiden würde und somit die unglückseligen Zustände, in denen er sich befindet, verändern könnte.

Dann noch eine Runde:

Alles, was im Inhalt gesehen wird und als Problem erkannt wird, ist nur wieder der Versuch, Schmerzen zu vermeiden und Leichtigkeit, sowie schöne Gefühle zu suchen. Sogar das Problem, dass du hier echt nicht weiterkommst, dass der Inhalt sich selbst nicht nur als Inhalt erkennt.

Jedes Problem hat eine Botschaft für dich: „Du willst, dass das Leben anders ist, dass deine Gefühle wieder anders sind. Dass es nur eine Art von Gefühlen gibt, die lebenswert sind – doch erkenne, dass dem nicht so ist. Es ist einfach das Leben, das erscheint und manchmal wehtut."

Gedanken, wie „Juhu, ich habe die Lösung des Problems", kreieren erst das Problem. Wenn aber erkannt werden könnte, dass das Problem schon die Lösung ist, dann fiele die Suche nach der einzigen wahren Lösung weg. Es gäbe kein Hadern mehr mit der Gegenwart und kein Hoffen auf die Zukunft! Es gäbe kein Wegschieben bestimmter Gefühle mehr. Das, was ist, wäre schon erreicht. Das, was ist, ist das liebevolle Auftauchen des Unendlichen. Einheit/Leben macht keine Fehler. Einheit/Leben wirft dich nicht in Probleme. Also musst du einen Ausweg finden, du musst diese Rätsel lösen, damit du dann weniger Probleme hast. So fies kann vielleicht deine Schwiegermutter sein, aber doch nicht das Unendliche, Unfassbare, Liebevollste, das es gibt.

Alles, was auftaucht, ist die Lösung – und du kannst nichts dafür tun, um eine neue und bessere zu finden.

Natürlich geht es hier nicht darum, Problemen aus dem Weg zu gehen, indem ich sage, dass es sie nicht gibt. Nicht darum, eigentlich nur ein Leben voller Leiden zu haben, die Augen zu schließen und nur noch friedlich zu grinsen. Nein, es wird weiterhin passieren, dass Situationen auftauchen, die gemeistert werden müssen und auch können. Beispielsweise der Moment, wenn du die Straße überquerst und dir sagst: „Ah, das fahrende Auto, das da angebraust kommt, ist ein Problem. Aber Probleme gibt es nicht und das ist die Lösung." Schwupps gehst du los und wirst überrollt. Nein, das fahrende Auto sollte dich erstens nicht daran hindern, das Risiko einzugehen, die Straße zu überqueren, weil du sonst schon Angst hättest, was alles mit dem Problem passieren und dir Schmerzen verursachen könnte.

Und zweitens: Es gibt kein Problem! Dass Autos auf Straßen fahren, ist einfach kein Problem, das du allgemein erst lösen musst; wenn ein Auto kommt, gehst du halt einfach schneller, einfach weil es natürlich passiert. Ohne daran zu denken, was wäre, wenn …

Das lösungsorientierte Denken funktioniert in der materiellen Welt. In der Technik. Wie zum Beispiel:

Ein paar Aliens haben dich entführt. Auf ihrem Planeten stellen sie dir eine Frage. Wenn du sie nicht beantworten kannst, wird dein ganzer Planet ausgelöscht. „Hm!“, denkst du endlich, „ja, das ist doch mal ein Problem. Okay, ich werde eine Lösung finden.“ Dann kommt der Gedanke dank dieses Buches: „Ah ja, das ist ja schon die Lösung!“

Und was passiert? Du entspannst. Und schwupps, die Aliens sehen, dass es jemanden gibt, der doch mal etwas kritisch zu seiner eigenen Spezies steht. In ihnen kommt Hoffnung auf. Sie lassen die Erde und dich wieder frei. Aber na ja, das wäre dann das Aus dieser kleinen Geschichte. Also nehmen wir mal an, du denkst: „Mann oh Mann, also die Erde mit den ganzen Blumen und Tieren und den zwei Freunden, die ich zu verlieren habe, das wäre echt schon eine üble Sache.“

Also gut, was machen die Aliens? Sie stellen dir 5 Fragen! Doch es gibt nur eine Antwort! Wie lautet sie?

Was ist stärker als die Liebe?

Was ist erfüllender als das Jetzt?

Was ist quälender als die Suche?

Die Erleuchteten haben es und die Suchenden brauchen es?

Und das Ich ist es, obwohl es das überhaupt nicht sein will!

Und schon rattern die Gedanken: „Ja, es gibt eine Lösung, die muss ich nur finden und alles wird gut“.

Die Lösung des Rätsels wird natürlich noch nicht verraten. *Wenn du es bis zum Ende des Kapitels nicht geschafft hast, wird vielleicht deine ganze Welt, wie du sie kennst, vernichtet. Du hast also noch etwas Zeit.*

Doch wenn es keine Lösung mehr gibt und du erkennst, dass alle Probleme, die du hast, schon die Lösung sind, dann kannst du entspannen. Sogar der Planet kann in die Luft fliegen, denn du kannst ja letztendlich gar nicht wirklich wissen, ob die Aliens nicht schon längst die Zündschnur angezündet haben und nur noch einen letzten Spaß mit dir treiben. Du denkst zwar, dass es eine Bedeutung hat, wenn du eine Lösung findest, aber Einheit/Leben hat auch dafür schon gesorgt. Natürlich kannst du auch völlig entspannt den Kniff herausfinden, wie du die vier Liter exakt abschöpfst. Du machst doch ohnehin immer das, was das Beste für das Leben ist.

Oder noch ein anderes Beispiel:

Nehmen wir zum Beispiel jemanden, der sehr dick ist. Er ist unglücklich darüber und die Lösung seiner Probleme wäre für ihn, dünn zu sein. Er mag sich nicht und geht ins Fitnessstudio, aber irgendwie will das alles nicht klappen. Dick bleibt dick. Nun ist dieser Mensch dick und sehnt sich nach einer Lösung, damit er in Zukunft glücklicher ist.

Dabei übersieht er, dass er sich mit Einheit/Leben anlegt. Er sagt dadurch, dass Einheit/Leben falsch ist und nicht mitgedacht hat. „Ich weiß es besser. Ich sollte dünn sein." Doch was würde passieren, wenn dieser Mensch sieht, dass sein Dicksein kein Problem ist, sondern schon die Lösung? Einheit/Leben erscheint als das, was jetzt ist. Vielleicht gibt es dadurch woanders weniger Hungersnöte oder ein neuer Stern wird geboren, weil genau der Dicke einfach dick ist. Was würde mit dem Dicken geschehen, wenn er dieses versteht? Er würde entspannen, mit dem Leben fließen, sich lieben. Dadurch könnte passieren, dass viel Frust wegfällt und er deshalb weniger isst und gerne mal eine Runde joggt. Es ist nicht mehr notwendig, irgendetwas zu tun, um anders zu sein, als er schon ist.

Selbstverständlich könnte er auch weiterhin ins Fitnessstudio gehen – ohne Druck, einfach zur Unterhaltung. Und wenn Gedanken auftauchen, dass er eigentlich nicht gehen sollte, da es ja keine Probleme gibt, dann ist das die Lösung und nicht ein neues Problem.

Also, da du dich ja entscheiden kannst, nimm dir dein wichtigstes Problem vor, das gelöst werden sollte.

Hast du eins gefunden? Dann stelle dir jetzt vor, dass das Problem genau die Lösung ist. (Es werden viele Gedanken hochkommen, die dir Gründe dafür liefern, warum das Problem ein Problem ist und nicht die Lösung. Höre einfach nicht auf sie! Lass dich in das Gefühl der Lösung hineinfallen, immer weiter und weiter.)

Stelle dir vor, dass es schon die Lösung ist, dass du keine Lösung mehr suchen musst. Dass exakt dieses Problem genau die Lösung ist, die Einheit/Leben (und damit du) gewählt ha(s)t, um so zu sein, wie du eben bist.

Pause - und hineinfallen lassen.

Schreibe hier noch ein paar Probleme auf.

1.____

2.____

3.____

4.____

5.____

…

Sieh dann bei jedem Problem, dass es die Lösung ist. Öffne dich einfach für eine ganz neue Sicht der Dinge.

Fühle diese Offenheit, werde selber zur Offenheit. Spüre es! Lenke es nicht in eine Richtung, sondern falle ohne Ziel einfach immer mehr in die Offenheit, in den unbekannten Raum, in die Möglichkeiten! Es ist nur ein kleiner, schwacher Punkt. Tauche dort hinein, erfühle ihn und lass diese Möglichkeit zu dem werden, was du bist. Das Rechthaben öffnet sich zaghaft. Eine ganz neue Welt liegt dort. Eine ganz neue Sicht der Dinge. Diese ist genauso gültig. Jede Last, die du glaubst zu tragen, wird sofort verwandelt in ein Geschenk. Nur durch die Bereitschaft, eine ganz neue Sicht der Dinge zu erfühlen. Verweile bei jedem Punkt, den du aufgeschrieben hast, und gebe ihm die Möglichkeit, sich ganz neu und frisch zu zeigen. Du bist die Bereitschaft, etwas ganz neues wahrzunehmen, etwas ganz Neues zu fühlen und etwas ganz Neues zu denken. Das Leben fließt wieder und die Zange der Erstarrung hat sich gelöst. Nur durch die Hingabe an eine neue Sichtweise ist alles anders.

Lass dir Zeit.

Es könnte den Inhalt des Traumes total verändern …

Falls dir keine eigenen Probleme einfallen, lass uns etwas Größeres nehmen. Wie wäre es mit: Weltuntergang? Umweltkatastrophen? Hungersnöte? Verseuchte Meere? Klimaerwärmung? Kriege? Völkermord? Das sind doch schon mal ein paar Probleme, mit denen wir uns herumschlagen. Oder ist dir das nicht genug? Ein Teil der Menschheit versucht verzweifelt, eine Lösung zu finden und dem Rest ist es egal oder sie fördern die Probleme sogar aktiv, weil sie damit ja eine Menge Geld verdienen können.

Ist ein Feuer im Wald nicht auch eine Lösung? Entsteht hinterher nicht neues Leben? Wer sagt schon, welches Leben lebenswerter ist? Wer darf sich dieses Recht herausnehmen? Vielleicht ist der verzweifelte Versuch einer Lösungsfindung genau das, was das Feuer noch mehr anheizt und noch mehr entfacht. Wenn du siehst, dass das die Lösung ist, kannst du vielleicht ganz entspannt sein, weil dir spontan die Idee einfällt, wie du Regen herbeitrommelst. Diese Möglichkeit hattest du ganz vergessen, weil du immer eine bestimmte Lösung gesucht und dich dadurch in deiner Kreativität selbst eingeschränkt hast.

Vielleicht gibst du auch jemandem zu essen, da seine Hungersnot bereits die Lösung ist. Vielleicht trittst du dann viel mehr mit den Menschen in Beziehung, die unmittelbar in deiner Nähe sind, da kein Problemdenken mehr zwischen euch steht. Vielleicht wird dir ein Soldat seine Waffe geben, wenn du ihn nicht als Problem ansiehst, das man bekämpfen müsste, sondern als Lösung. Vielleicht berührt ihn das so, dass er weinend in deine Arme fällt. Aber wollen wir mal nicht auf die Tränendrüse drücken.

Es gibt kein Problem - lediglich das Denken darüber macht es dazu. Alles ist Einheit/Leben und schon die Lösung. „Die Lösung wovon?“, fragst du zu Recht laut. Na ja, eben die Lösung von allem, was ist. Mehr kannst du auch nicht wollen. So, mehr geht auch nicht. Du hast dich entschieden und hast etwas bekommen. Ein Werkzeug, das dich glücklicher machen wird. Was willst du noch?

Die letzte Frage

Eine Frage habe ich noch an dich:

Was braucht dieser Augenblick, um vollkommen zu sein?

So, nun bin ich auf deine Antwort aber mal so richtig gespannt. Nach all den Seiten hier, müsste es dir sehr leicht fallen.

Wie ist deine Antwort?

Eventuell sagst du immer noch: „Ah, ja klar, meine Aufmerksamkeit! Ist doch logisch. Denn sonst wüsste der Augenblick ja nicht, dass er es ist.“

Aber mal im Ernst, ist das so? Braucht der Augenblick, derjenige, der jetzt gerade ist, deine Aufmerksamkeit, um vollkommen zu sein?

Klar gibt es Leute, die sagen: „Na ja, er muss einem schon bewusst werden, sonst ist man nur mit der Zukunft oder der Vergangenheit beschäftigt und der Augenblick wird übersehen."

Doch auch hier noch einmal nachgefragt: Braucht der Augenblick wirklich dein Gewahrsein?

Nur, damit du als Figur eine Erfahrung hast?

Oder schließt sogar dieser Augenblick auch Vergesslichkeit oder Unaufmerksamkeit ein?

Also was braucht dieser Augenblick, um vollkommen zu sein?

Ja genau:

Nichts

(Das ist übrigens auch die Antwort auf das Rätsel von Seite 173 und BUM! Ende der Welt?)

Er braucht nichts. Er ist es einfach. Dieser Augenblick braucht absolut nichts: von niemandem, von dir nicht und vom Leben nicht. Vergangenheit und Zukunft aber brauchen etwas, um zu sein. Sie benötigen die Aufmerksamkeit. Aber der jetzige Moment ist so klar und unberührt, mit dem, was er ist, dass er absolut nichts braucht, um zu sein.

Sogar das Suchen, und damit jeder Wunsch, kann in diesem Augenblick durchschaut werden. Der Wunsch benutzt ein Bild, das es zu erreichen gilt. Aber was wirklich passiert, ist, dass der Wunsch jetzt schon erfüllt ist. Ein Wunsch ist da. Jetzt. Wenn alles vollkommen ist, dann ist das Wünschen wunderschön. Es ist das, was jetzt in voller Lebendigkeit erscheint. Das Wünschen an sich ist schon erfüllt ... ist Fülle. Der Wunsch ist in dem Moment schon vollkommen, in dem er erscheint. Dein eigentlicher Wunsch ist einfach das Wünschen. Deine eigentliche Sehnsucht ist eigentlich das Sehnen, jetzt. Deine eigentliche Suche ist einfach jetzt zu suchen. Es ist einfach ein Wunsch, eine Sehnsucht, ein Suchen. Dieses ist immer vollkommen in sich. Irgendwie werden zu diesen Gefühlen auch Bilder geliefert, die scheinbar das Versprechen abgeben, das Ziel des Wunsches zu sein. Doch die Energie des Wünschens ist einfach da, sie sprüht voller Lebendigkeit.

Wenn das gesehen wird, dass jeder Wunsch schon jetzt in sich einfach den Augenblick erfüllt, der da ist ... dann können immer noch Bilder erscheinen, aber sie entspringen nicht mehr dem Mangel. Es gibt dann keinen Mangel mehr. Du bist voller Suche, Sehnsucht und Wünsche. Alles ist ein Ausdruck des Augenblicks, der nichts braucht. Die Bilder, die dazugehören, stehen dann nicht mehr für die Erfüllung, sondern einfach für einen Ausdruck der Vielfältigkeit des Lebens. Falls du Mangel erleben solltest, liegt das daran, weil du jetzt daran Freude hast.

Im Grunde ist er jetzt jedoch schon erfüllt, wenn du das erkennst: Wirst du dich in diesem Moment in den Wunsch verlieben. Dann verliebst du dich auch in die Sehnsucht und in die Suche. Jetzt können sie sein und jetzt kannst du dich in dich verlieben. Endlich darf die Trennung sich in sich selbst verlieben, denn alles, was erscheint, ist Lebendigkeit! Ja, in dieser Lebendigkeit wird gesehen, dass das Verliebtsein schon immer da war. Die ganze Existenz tanzt in der Verliebtheit und in dieser Freude. Du bist diese Freude, weil du das Leben bist. Du kannst nichts dagegen tun, das zu sein, was du schon bist. Du kannst es einfach zulassen. Diese unendliche Freude, dieser unendliche, verliebte Tanz des Lebens mit sich selbst. Schau dich um! Das Leben ist anwesend!

Endlich Entspannung!

Liebe Einheit und liebes Leben. Du hast das Buch durchgelesen und trotz meiner Versuche, dir die Hoffnung zu nehmen, dass es eine Lösung geben wird, lodert dieser Funke immer noch in dir.

Warum solltest du sonst das Buch gelesen haben? Wir kommen zum Ende. Das Ende ist das Wichtigste eines Filmes und auch eines Buches, denn da entscheidet es sich, ob der ganze Anfang und der Mittelteil etwas war, was dich erreicht und berührt hat.

Nun muss ich dir sagen, dass du sehr frustriert sein wirst, was den Schluss dieses Buches angeht. Du kannst gar nicht anders. Es wäre ein Wunder, wenn es nicht so wäre. Frustration ist da, weil sich ein Raum von etwas Unendlichem aufgetan hat und du dies nicht fassen kannst. Dein Ich will sich diesem Raum hingeben und weiß nach den letzten Seiten des Buches überhaupt nicht, wie es das machen soll.

Wie kann es das machen, wenn es nichts dazu tun kann? Angeblich gibt es dich selbst noch nicht einmal!

Da wir spielen können und wir die ganze Zeit schon spielen, lass uns weiter spielen!

Wähle etwas, was dein Selbstbild, deine Figur noch verändern will.

Nimm etwas, was in diesem Bild noch schmerzt und übergebe es an das, was schon längst da ist, was alles in diesem Moment erschafft und erscheinen lässt.

Das, was du übergibst, ist eine Einladung von dir an dich selbst. Damit es nicht wieder ins Selbstbild passt, benenne es mit etwas, was für dich unfassbar ist, ein Mysterium, etwas Unvorstellbares, wie zum Beispiel die Urquelle, Gott, letztendlicher Ozean oder Ähnliches.

Da dies wahrgenommen werden kann, kann es sich nun zu Ende spielen.

In dem Moment, wo du erkennst, dass das Selbstbild keine Macht hat, keine einzige und du es dann der Urquelle übergibst, kann die Figur nicht mehr daran festhalten und ergießt sich in die Arme des eigenen Seins: in das unglaublich Kreative! Dadurch wird das Zeichen gegeben! Das Zeichen, dass es sich selber erschöpft hat und nun etwas Neues erscheinen kann. Dann fällt Trennung einfach weg. Das machtvolle Leben erscheint, Pflanzen wachsen, Berge verschieben sich, Gestirne explodieren. Diese Macht fegt jede Vorstellung hinweg und du bleibst zurück.

Um dies wirklich zu beteuern, dass es so ist, wiederhole dies dreimal hintereinander und die Öffnung geschieht. (Kommt dir „dreimal“ bekannt vor? Ja, Märchen sind machtvoll und ihre Magie ist unendlich!)

Sage zum Beispiel dreimal: (Du kannst entweder Selbstbild oder Figur sagen.)

„Das Selbstbild X (dein Name hier einsetzen) übergibt den Schmerz der Trennung und das, was wirklich dahintersteht, der Urquelle und ist offen für das, was dann erscheint und zurückkommt."

Du kannst als Figur sogar Wünsche äußern, wie dieses Empfangen auszusehen hat. Warum sollte deine Figur nicht wünschen dürfen? Auch dieses wird jetzt erschaffen.

Zum Beispiel:

„Die Figur X (dein Name hier einsetzen) übergibt ihren fehlenden Selbstwert und ihre Depression und was dahinterliegt, der Urquelle und bekommt Leichtigkeit und Liebe zurück"

oder (da dein "Ich" das Selbstbild ist, kannst du natürlich auch "Ich" sagen):

Ich übergebe das Selbstbild/ die Trennungsenergie der Urquelle und bekomme nichts dafür zurück.

Visualisiere es als Bild, wie du etwas gibst und visualisiere es als Bild, was du bekommst, öffne dich dem Empfangen. Fühle das, was du bekommst. Es gibt nur diesen Moment. Nur diesen, wo sich Machtlosigkeit auflöst und das Leben wieder da ist.

Du kannst mit den Sätzen und Wünschen total spielen. Ändere sie, erschaffe neue. Deine Fantasie ist der Spiegel deiner unendlichen

Macht, die alles schon längst umarmt hat. Du kannst dieses immer wieder und mit allem machen, wenn du erkennst, dass die Figur machtlos ist.

Das Selbstbild hat alle Macht abgegeben. An etwas Höheres, etwas Mächtigeres als es selbst ist. Wenn dein Selbstbild in dieser Demut erschüttert wird, dass es etwas gibt, was viel mächtiger ist als es selbst, dann gibt es keine Widerstände mehr.

Das ist das Ende. Es fällt in sich zusammen. Und was kann dann gesehen werden?

Ja, das das Höhere, Mächtigere gar nicht von dem getrennt ist, was du wirklich bist. Es ist eins, das bist du selber das, was schon immer da war. Das, was du selber bist, kümmert sich liebevoll um sich selber, es musste nur die Einladung bekommen. Das Selbstbild hat sie ausgesprochen und ohne diesen Filter bleibst du zurück. Unendlich kreativ, unendlich in seinem Ausdruck und unendlich in seiner Liebe zu sich selbst.

Dort gibt es keine Bennenung mehr: kein Bewusstsein, keinen Gott, keine Urquelle, kein Selbst, kein irgendetwas. Es bleibt etwas, was schaut, riecht, lebt, hört, schmeckt, berührt, fühlt und denkt. Und es wird immer da sein und es wird immer bleiben. Denke nicht mehr darüber nach und das Wunder wird sich jetzt in deinem Leben manifestieren. Dann wird sich der Ozean offenbaren, der du bist und schon immer warst.

Vielleicht eine kleine Pause?

Jetzt, wo das Selbstbild jede Macht abgegeben hat, ist dein Rechthaben wahrscheinlich so müde, dass es schnarchend eingeschlafen ist und dich zurücklässt. Endlich! Ich hatte so viele Worte gebraucht und so viele Übungen vorgeschlagen, endlich ist das Rechthaben weichgeklopft. Das ist der Augenblick, genau dieser hier. Da du soweit gelesen hast, bist du in einem Zustand, der dieses möglich macht. Du bist eingeschlafen und nun kann ich mit dir sprechen. Ohne Filter und unmittelbar.

Das ist der Augenblick, genau dieser hier. Da du soweit gelesen hast, bist du in einem Zustand, der dieses möglich macht. Du bist eingeschlafen und nun kann ich endlich mit dir sprechen.

Alle Gedanken und Gefühle über dich tauchen jetzt auf. Jede Erinnerung an deine Vergangenheit taucht jetzt auf. Die Figur, die du gerade zu sein scheinst, klammert sich an Erinnerungsfetzen und glaubt Bestand zu haben durch das, was sie denkt und fühlt. Es gibt also Beweise dafür, dass du gerade so bist wie du bist, durch die Erinnerung an die Vergangenheit, die jetzt auftaucht. Bei manchen Figuren ist die Erinnerung wunderschön, bei manch anderen ist sie schrecklich. Doch wer weiß schon, was wirklich ist?

Es taucht eine Erinnerung auf, du siehst dich als kleines Kind oder als Jugendlicher! Oder nur ein Bild von gestern, wie du vor dem Spiegel standst. Das bist einfach du, obwohl sich alles verändert hat! Alles ist anders. Das Einzige, was geblieben ist, ist sofort der Gedanke, dass das du bist, doch das ist einfach nur eine Vorstellung. Du bist genauso das Himbeereis, das du gestern gegessen hast, oder ein glückliches Kind, das du noch nie vorher gesehen hast. Oder folgendes Bild taucht nun auf: Ein lachendes, liebevolles Kind, das vor Glück strahlt, das sich selbst unendlich liebt, weil es einfach Sein ist. Auch das bist du jetzt! Du bist alles, was an Bildern hochkommt. Es gibt keine Grenze. Hörst du dich lachen? Hörst du das Kind aufjauchzen? Auch wenn du es noch nie in deinem Leben gehört hast, bist du es.

Du kannst dich mit deiner Geschichte entspannen! Auch wenn es eine furchtbare war! Ist deine Figur nicht dadurch liebenswert, dass sie so eine Erinnerung an sich selbst hat? Wie kreativ! Wie göttlich! Dafür muss man sich einfach lieben. Deine Figur wollte immer leiden und schafft es jetzt, eine Vergangenheit zu erschaffen, die auch genau zu ihr passt. Erkenne einfach die unendliche Liebe dahinter, alles sein zu dürfen und alles sein zu können. Dann hört jeder Widerstand auf. Wenn deine Figur endlich sein darf, was sie so gerne sein möchte, dann ist sie frei! Dann kann auch eine neue Geschichte auftauchen. Eine neue Vergangenheit, an die du dich jetzt erinnerst. Und vielleicht ist diese auf einmal wunderschön! Obwohl sich nichts verändert hat. Es braucht keine einzige Anstrengung! Anstrengung ist nur da, wenn die eigene Geschichte aufrechterhalten und verteidigt werden muss.

Es bedarf keiner Anstrengung, das zu sein, was du auch sein willst. Du erschaffst schon die Welt, du erschaffst schon deine Figur und deine Geschichte. Jede Sekunde und immer nur jetzt! Das ist ermüdend, besonders wenn Gedanken auftauchen, dass es eigentlich anders sein sollte. Es bedarf keiner einzigen kleinen Anstrengung, das zu sein, was du schon immer sein wolltest. Alles das darf jetzt auftauchen und dich selbst überraschen. Lass dich von deiner unendlichen Kreativität und Liebe verblüffen. Ja, die ist da! Die muss da sein, sonst könnte die ganze Welt nicht jetzt erscheinen. Lass die Figur, die du zu sein glaubst, atmen, lass sie spielen – und dann bleibt nur noch ein Staunen übrig …

Wenn es scheinbar immer noch jemanden gibt, der eine Wahl hat, dann spiele damit! Deine Figur, dein Charakter, deine Persönlichkeit ist nur etwas, was jetzt im Inhalt auftaucht. Sogar Erinnerungen, die genau zu der Figur passen, tauchen jetzt auf! Lass deine Figur sie selbst sein. Sie muss nicht verändert werden. Sie kann total die Erscheinung sein, die sie ist. Die Figur braucht keine Veränderung und doch kann alles verändert werden. Wirklich alles! Und das kannst nicht du als Figur tun, sondern du musst es einfach nur geschehen lassen.

Erschaffe ein neues Leben, eine neue Erinnerung und eine neue Welt. Erschaffe eine neue Figur. Übergebe dein Leben an die Urquelle, an dich selbst, an das Nichts. In nur einer Sekunde kann ein völlig anderes Leben erscheinen. Vielleicht eins, das ein bisschen mehr Freude macht und einfach sehr entspannt ist. Alles hat sich gewandelt und doch bleibst du für immer! Diese Verwandlung geschieht ganz ohne Anstrengung.

Warum taucht das auf, was gerade erscheint?

Es gibt keinen Grund dafür. Daher kann auch etwas anderes auftauchen, etwas, was auch aus der unendlichen Liebe geboren wird. Etwas, was du neu erschaffst! Und du schaust es dir an und es ist nur Freude da, sogar im Schmerz und in der Endlichkeit. Liebevoller kannst du zu dir nicht sein. Im Traum erscheint eine Figur. Mit dieser Figur erscheint eine Vergangenheit mit ihren Erinnerungen; alles das, was die Figur zu dem macht, was sie ist. Sie darf erscheinen aus und in dieser Unendlichkeit, in dieser Fülle. Doch das Leben ist noch viel liebenswerter und der Traum noch viel unglaublicher als alles, was uns jemals erzählt worden ist.

Die Figur erscheint, du erscheinst und es darf gelebt werden. Und es darf etwas Neues erscheinen. In diesem Augenblick kann alles neu erscheinen. Es gibt keine Erinnerung an eine Veränderung. Es gibt nur dich, der neu geboren wurde. Eine neue Figur, die auch spielen will. Diesmal mit Leichtigkeit und bedingungsloser Liebe. Auch das bist du!

Du bist einfach das, was immer du sein willst.

Dann werden alle Monster in dir zu Feen und Einhörnern. Das Problem ist die Lösung! Dein Blickwinkel hat sich einfach total verändert, einfach so … Lass deine Fantasie laufen, gebe ihr Raum und es wird alles neu erschaffen, wie auch jetzt, jetzt in diesem Augenblick. Immer wieder wird es erschaffen, immer wieder neu, die Freude tanzt sich selbst in ihrer Lebendigkeit.

Vorschau auf die Unterhaltung

Im Buch: **„Übungen zum Erwachen“** wirst du tiefer eintauchen. Dort gibt es Übungen, die zu nichts führen, du wirst nichts finden. Doch werden sie alles verändern! Die ganze Welt und auch dich! Du wirst neu erschaffen werden, einfach, weil es nicht notwendig ist. Die Übungen dienen nur zur Unterhaltung, als würdest du dir einen Film anschauen. Das machst du ja auch nicht, um erleuchtet oder in unendliches Glück getaucht zu werden. Doch vielleicht machst du es, um einfach mal zu entspannen. Vielleicht kommen dabei Gefühle hoch, vielleicht wird es langweilig oder ein Horrortrip oder ein ständiges Glücksrauschen, vielleicht passiert auch gar nichts und es ist einfach ein bisschen nette Unterhaltung, in der etwas Neues geschehen kann.

Allerdings könnte ich auch sagen: Wenn du die ganzen Übungen mitmachst, wird dein Leben nicht mehr so sein wird, wie es einmal war. Es wird etwas völlig Unbekanntes, ein lebendiges Wunder. Ein ständiges Staunen über das, was du dachtest, eigentlich zu sein. Du wirst ganz du selbst sein! Und das ist wunderschön …

Pro Tag, über 21 Tage werden die Übungen nur ein paar Minuten dauern. Doch diese Minuten werden dir den Boden unter den Füßen wegziehen und nichts wird zurückbleiben als das pure Leben.

Wenn du dann vor dem Spiegel stehst und weinst, wird dahinter die Unendlichkeit durchschimmern. Und dann wirst du merken, dass die Tränen, Tränen puren Glücks sind.

Lass uns noch gemeinsam ein Stück gehen … einfach weil wir nicht anders können und weil wir uns so unendlich und tief lieben. Diese Ahnung lässt uns erschrocken zurück und niemals werden wir das glauben können.

Es wird immer nur erfahren werden können.

Immer.

Du bist diese Erfahrung, auch wenn scheinbar alles dagegen spricht, ist es doch genug. Das ist die Liebe, die du schon immer gesucht hast und daher niemals finden kannst. Das ist so erleichternd, das ist so entspannend.

Das bist nur du!

Das Ende unserer Geschichte

Ist jetzt!

Was gibt es mehr zu sagen?

Vielleicht noch dieses:

Dieses Printbuch kann nur über amazon.de bestellt werden.

Sowie:

Übungen zum Erwachen!

Advaita und Nondualität – Das Paradoxe wird erfahren

(Bitte erst lesen, wenn du dieses Buch durchgelesen hast.)

Erleuchtung ist etwas für Anfänger!

Advaita und Nondualität im Fühlen der Lebendigkeit (Bitte erst lesen, wenn du „Super! Ich bin depressiv und auch noch aufgewacht!" *und* „Übungen zum Erwachen!" *der Bücher durchgelesen hast.)*

Aufgewacht und geht´s noch schlimmer?

Eine Autobiografie (Der Schrei der Hummel)

(Da es viele Anfragen nach dem Autor der obigen Bücher gab, habe ich das Leben eines Suchenden aufgeschrieben, der ernsthaft bemüht war, erleuchtet zu werden und nur das Leben gefunden hat. Vielleicht wird es dir helfen, deine Suche nicht mehr so ernst zu nehmen und über meine zu lachen.)

Auch als Hörbuch erhältlich: „Aufgewacht und geht´s noch schlimmer?" - Vom Autor selbst gelesen.

Liebes Universum - lass mich in Ruhe!

Smalltalk mit dem Universum, gewürzt mit ekstatischer Langeweile

(Bitte nur lesen, wenn du noch etwas Humor besitzt;))

Das Buch: „Du bist das Ziel des Lebens!“ geschenkt bekommen!

Wenn du mir schreibst (ramolalu@gmail.com), dann schenke ich dir per E-Mail als PDF Datei mein Buch: „Du bist das Ziel des Lebens!“

Einfach deswegen, weil du das Ziel des Lebens bist!

Falls ihr Fragen, Anregungen, Kritiken habt, meldet euch doch bei:

Raphael

ramolalu@gmail.com

Wenn dir dieses Buch gefallen hat und du es ins Englische oder in eine andere Sprache übersetzen möchtest, damit viele Menschen an diesen Gedanken teilhaben können, freue ich mich über eine E-Mail.

Inhalt

13981587R00112

Printed in Poland
by Amazon Fulfillment
Poland Sp. z o.o., Wrocław